AF423507

EDOARDO SABATTI

Yo lo sé...
Usted pruebe

Youcanprint *Self-Publishing*

Titolo | Yo lo sé... Usted pruebe
Autore | Edoardo Sabatti

ISBN | 978-88-92689-21-9

Youcanprint Self-Publishing
Via Roma, 73 - 73039 Tricase (LE) - Italy
www.youcanprint.it
info@youcanprint.it
Facebook: facebook.com/youcanprint.it
Twitter: twitter.com/youcanprintit

INTRODUCCIÓN

"Solamente los que intentan el absurdo obtendrán lo imposible" (Albert Einstein).

"Yo lo sé...": esta es una afirmación muy sencilla que contiene un sinnúmero de sentimientos y un gran poder que pocas afirmaciones tienen.

¿Porque el conocimiento (o el saber) es tan importante? Porque el conocimiento es "poder".

Nosotros subestimamos a menudo la importancia y la verdad de esta frase, pero el Autor de este libro, Edoardo Sabatti, no cayó en esta equivocación...Frente a la difícil tarea de buscar una manera para mejorar la vida de su hijo Federico, intentó lo que parecía absurdo y consiguió lo que parecía imposible.

No tener el valor de intentar algo nuevo, impide a menudo - a los seres humanos - lograr el éxito de una determinada tarea. Ya sea en el ámbito profesional como en el ámbito personal, el miedo al camino desconocido paraliza la mente humana, o le hace elegir lo que es conocido y seguro, en contraposición a lo que es desconocido y arriesgado.

Edoardo Sabatti comprendió que no tenía otra posibilidad sino aquella de aprender e intentar algo que nunca había visto ni considerado antes si quería que su hijo no fuera atormentado por graves alergias a los largo de toda su vida. La curiosidad y quizás también un poco de sana locura, lo condujo al descubrimiento de un método de curación que nunca había pensado - utilizando una máquina tecnológica que no se usa en la medicina tradicional.

La máquina dio al Autor las respuestas a sus preguntas, y otras más, iniciándolo en el "viaje" dentro de la vida de las personas aquejadas por alergias, y motivandolo en la búsqueda de métodos nuevos para curar aquellas personas.

El aspecto positivamente asombroso de la historia del Señor Edoardo Sabatti que se puede leer en las siguientes paginas - es el resultado positivo de cada persona que él sigue curando. Yo soy una de aquellas personas.

Nosotros pensamos siempre que solamente en los cuentos se puede ver un resultado feliz, sin ninguna consecuencia negativa. Pero este libro que documenta la vida, el trabajo y la búsqueda del Señor Sabatti - les hará descubrir lo contrario.

Un tratamiento totalmente seguro, no invasivo, y sin ninguna pastilla puede mejorar de repente las condiciones de salud y la calidad de la vida de todas aquellas personas que sufren a causa de varia alergias.

Este libro cuenta la historia de una Hombre que NO aceptó el refran:" Aprende a vivir con tus molestias", sino que su empeño logró conseguir la curación de su hijo, y de muchas personas.

"Yo lo sé...Usted pruebe"

Alessandra Bacchetta

Capítulo I

La tormenta ha terminado de poco, las nubes corren sobre las costas de las montañas como los cirros sobre las llanuras de Irlanda.

En este país con nombre austero Magno casi nunca ocurre nada de interesante, la vida corre como el torrente de montaña, sigue un curso pre organizado o casi.

La gente nunca se desplazó mucho y hasta en los amores el deseo de nada nuevo ha traído en las generaciones consanguinidad.

En este sumiso pueblo de montaña no hay nada de más y al mismo tiempo nada falta.

La posición privilegiada en el valle se asegura en invierno que las temperaturas tengan cuatro o cinco grados más elevados que en otros lugares y en el verano la brisa de montaña guarda el calor debajo de la norma haciendo que esta zona intensamente agradable y vivible.

En el invierno el sol olvida lamer el fondo del valle durante dos largos meses. Surge de atrás de la montaña y corre veloz sobre el hilo de la pendiente y entonces desaparece rápidamente sobre la diagonal del valle dejando lugar a la nieve y al hielo que devuelve los hilos de los cercos rígidos y luminosamente compactos que dan un sentido casi espectral a los contornos de las casas y de las cosas.

Este es el pueblo donde he vivido hasta mi matrimonio, una fracción de Gardone en Valle Trompia, a norte de Brescia.

Colocado a 600 metros de altitud, da la cara hacia el este es rodeado de montañas que lo protegen al mismo tiempo de los vientos fríos del norte y de la calura del verano proveniente de oeste.

He frecuentado las escuelas primarias aquí en Magno, recuerdo que había solamente tres profesores para cinco clases.

En enero, de joven yo estaba a menudo mirando fuera de ventana de la escuela, el cielo era azul y la niebla que cubría el valle parecía una mar blanca de crema de leche montada.

A menudo la profesora me llamaba la atención durante estos momentos de huida pindárica, que raro…me acuerdo todavía el rostro y los movimientos de mi vieja enseñante, pero no capaz de llevar su nombre a la mente.

En el pueblo desde siempre hay un fuerte campanilismo, y no obstante buena parte de los habitantes del valle fueron a Gardone para trabajo, siempre hubo un poco de piedad por aquellos de la *parte baja del valle* porque tenían condiciones climáticas claramente adversas.

Cómo municipio autónomo Magno ya es mencionado en el 1400 d.c., mientras el reconocimiento episcopal como parroquia se adquiere en el 1646.

De un libro de las almas escrito por el párroco y datado 1680 resultan 251 habitantes, reunidos en 40 familias de los cuales 10 son con apellido Sabatti como yo.

En 1928 Magno es incorporado al municipio de Gardone, la antigua callecita es remplazada por una nueva calle en 1950, será asfaltada en 1962.

A Magno en 1968 los habitantes eran 728 de los cuales166 con apellido Sabatti.

En 2005 fue reconstruido a través de algunos registros parroquiales: actos de nacimientos, de matrimonios y de confirmaciones, asociada a una meticulosa investigación telefónica los 330 Sabatti en la provincia de Brescia, todos descendientes de siete familias originarias de Magno.

Las familias se reducirán a 6 porque una familia no tuvo herederos masculinos y no pasó por lo tanto el apellido.

A esta familia pertenecía el único Sabatti viviente que excedió los 90 años, él era empleado municipal y era intolerante al huevo.

Ha muerto el año pasado a 92 años.

Mi familia tiene como persona más anciana el primer nacido que lleva el nombre del abuelo, tiene 75 años, es calvo y no bebe leche desde la mayor edad, también su hijo es calvo.

De esta familia he curado a la pequeña nieta qué, ya desde muy pequeñita, había una doble intolerancia a la leche y a la carne de bovino, así como las tengo yo.

Entre las familias Sabatti hay una con la persona más adulta que tiene 55 años.

Entonces es una familia joven, una familia donde no se envejece.

El más famoso entre los Sabatti es Giuseppe Antonio, un ingeniero civil nacido en Gardone en el 1757 y muerto en Brescia en 1843 hijo de Alessandro conocido cirujano de la época y nombrado barón por Napoleone Bonaparte.

Los habitantes de Magno siempre han demostrado ser hábiles artesanos y escopeteros, especializados en fabricación de rifles.

Ya a los tiempos de la República Véneta quien trabajaba en este sector estaba dispensado del servicio militar.

El clima mite y el trabajo seguro desde luego siempre hicieron que mis antepasados se quedaran en el pueblo nativo.

Mis abuelos paternales fueron los dos con apellido Sabatti, incluso si venían de dos diferentes familias en 1644.

También los abuelos maternos Tanfoglio y Rizzini descendían de familias originales de Magno.

Por lo tanto están justificados los problemas hereditarios míos y de mi hermana.

Mi abuelo, mi padre, yo y mis hijos no conocimos a los abuelos paternales, muertos prematuramente todos de enfermedades.

La conclusión es que nosotros "SABATTI" somos un poco débil desde el punto de vista genético.

En familia éramos tres hermanos: mi hermana Carla nacida en 1946, yo en 1951 y mi hermano Bruno en 1959.

Mi padre trabajaba como operario a Gardone V.T. en la fábrica de armas "Beretta" y mi madre, ama de casa, equilibró el balance familiar con trabajos de costura y bordado, recibiendo productos alimenticios en intercambio, huevos, embutidos, quesos, pollos, fruta y verdura.

Mi padre había observado mi madre en las calle de Magno donde ella iba de visita o de vacación en el período de verano donde algunos familiares.

"Quizás que se habrán dicho la primera vez que se han conocido."

El era de pocas palabras, a menudo taciturno, ella no habrá estado fascinada sin ninguna duda por su habla áspera.

Durante el período de la segunda guerra mundial, contrataron también a mi madre en la fábrica de armas adonde estuvo mi padre también trabajando.

La guerra, incluso si con serias y conocidas consecuencias terminó, pero ella nunca se fue del pueblo de Magno.

Cuántas cosas no logré de preguntar a entrambos, cuántos secretos pequeños e inocentes ellos no fui capaz de robarles.

Ha faltado el tiempo.

El tiempo, que es una meridiana que no tiene compasión, trazada por dioses por hacer vanos los esfuerzos tensionados a los conocimientos recíprocos de los humanos.

Yo de mi padre me acuerdo los movimientos, todavía siento familiares algunos gestos que yo repito inconscientemente por momentos en el arco de los días, con la ayuda de viejas fotografías preservadas en el álbum de los recuerdos veo su rostro, pero su voz no la escucho.

La voz, esta no me aparece nunca desde el fondo de la oscuridad que envuelve mis recuerdos.

Mi padre sufría desde tiempo de varios problemas de salud, murió para un infarto cardíaco en 1968 a la edad de 55 años.

Después de la escuela secundaria fui operado a la cadera derecha para una enfermedad congénita, permanecí todavía durante un año entre yesos y rehabilitaciones al miembro.

En ese período mi hermana se fue al convento y se hizo monja.

El cielo se está esclareciendo, quizá Dios no está más enfadado, todavía yo si lo soy todavia.

Quizá no lo es para nadie, yo, sin ninguna duda, no puedo decir que para mí toda ha sido fácil.

A la época no había muchos medios de transportes para los estudiantes.

Para ir a la escuela desde Magno hasta Gardone debía cubrir cuatro kilómetros y yo no podría cubrirlos sin ninguna duda a pie.

Por lo tanto para frecuentar la secundaria he tenido que inscribirme en un colegio gestionado por Salesianos a Chiari, un pueblo situado en la parte baja de Brescia que nada tenía en parecido con el pueblo de donde yo estaba viniendo.

El nivel de la comparación cognitiva de escuela de Magno era más bajo que el grado de instrucción que se daba a los alumnos del nuevo instituye en el cual yo estaba preparándome a aprender los primeros rudimentos.

Sabía el sacrificio que implicaba para mis padres, por lo tanto estudié duramente logrando pasar siempre los exámenes en Junio.

Una vez terminada la escuela secundaria me inscribí a un bienio en una escuela técnico-comercial a Gardone, mientras tanto entró en función el servicio de bus para los estudiantes.

Terminada la escuela no encontraba otro trabajo, solo algún trabajo fortuito, hasta me fui al tribunal policial donde hice un poco de práctica también si no recibía salario.

A un año de la muerte de mi padre me contrataron como trabajador en la fábrica de armas Beretta, la fábrica generalmente contrataba a los hijos de los empleados que dejaban el trabajo por jubilarse, muerte o accidente.

Compré un FIAT 500 de segunda mano y me inscribí en el curso de contabilidad con clases en la noche obteniendo el diploma con un resultado elevado.

En la fábrica Beretta no tenia futuro como contable, me escribi entonces a en la Universidad de "Economía y el Comercio" que en aquellos años era posible frecuentar también después del trabajo.

Durante el año no perdí ni una lección.

El primer examen fue de matemática.

Para un alumno que venía de la escuela de contador estudiando en la noche era realmente difícil, pero las matemáticas han provocado siempre grande interés en mí, por lo tanto yo siempre la estudié con entusiasmo.

A la prueba escrita participamos en 40 estudiantes, solo poco más de la mitad fue admitido a la prueba oral.

Solo dos de los cuarenta participantes a la prueba escrita lograron resolver todos los ejercicios de la prueba, uno de estos era un Sabatti.

El profesor me dijo: "No puedo seguramente decir que usted ha copiado la prueba escrita siendo que el otro que ha resuelto todas las preguntas propuestas estaba en el lato opuesto al suyo."

Cándidamente contesté: "En los ejercicios anteriores hubo algunas trampas bastante sencillas, en la quinta pregunta me ha resultado más fácil hacer al revés y se volvió más fácil; es decir que del último resultado he excluido otros tres cuadrantes, descubriendo antes la recta reconstruyendo fácilmente las otras líneas."

"¡Pero uno no hace así!

Uno no empieza del tejado para construir una casa " dijo el contrariado profesor.

"Si usted me habría dado una respuesta lógica le habría dado como voto treinta pero yo no puedo ahora darle más de dieciocho." Respondió el profesor.

En muchas ocasiones desde ese día me ha pasado de tener que empezar al contrario para encontrar soluciones a los problemas de varia naturaleza que la gente me proponía.

Quizás si este enfoque personal de enfrentar las situaciones habría desconcertado a mi viejo profesor en el arco de todos estos años.

El hecho es que fueron muchas las casas que construí desde entonces.

Después di otros exámenes duros tan como Estadística y Derecho Privado, también gané un concurso cómo contable al Hospital de Gardone V.T., pero el salario era bajo y el trabajo no de gran satisfacción.

El año siguiente gané otro concurso y me contrató la Banca S. Paolo de Brescia.

Después di otros exámenes que me llevaron a obtener la finalización del segundo año académico.

El trabajo y el estudio al mismo tiempo sin embargo se volvieron siempre más difíciles.

Pasaba una hora solo para llegar al lugar de trabajo y otra para regresarme a la casa.

En el banco el sueldo era de todo interés, el doble o casi de todos los trabajos tenidos anteriormente, así fue que aunque con mala gana abandoné la Universidad.

Para complicarme la vida hice también el presidente de una cooperativa edil que construía casas populares en la fracción en la que yo estaba viviendo.

La empresa que estaba construyendo las casas quebró antes de terminar los trabajos.

La asociación de las cooperativas me puso en contacto con un abogado, firma famosa de un conocido estudio legal en Brescia, que era responsable ya de situaciones análogas.

El abogado me informó sobre el procedimiento para adoptar en estas circunstancias y sin giras de palabras y buenos modales me dio a entender que tenían muchas causas de situaciones similares a la que yo había tomado en examen, pero ninguna había concluido y aún menos la empresa después terminó los trabajos.

El único que a este punto podría completar la obra era el curatore fallimentare con garantía del corte de Brescia.

El tribunal nombró un experto que no aceptó alguna de nuestras observaciones, se limitó a cuantificar los trabajos realizados no presupuestados, de mi parte al mismo tiempo no dije de algunas variantes que habían sido verbalmente porqué eso podría haber hechos infructuosos mis esfuerzos de ultimar las construcciones.

Al final convine que el último saldo fuera en dos partes, contraté los trabajo indispensables por un costo inferior al que habían propuestos en el contrato precedente y con los mismos intereses madurados en el fondo reserva que yo mismo gestionaba directamente en el banco donde yo estaba trabajando, logré permanecer en el presupuesto y completar la opera.

Este fue mi primero verdadero suceso ocurrido en campo operativo, desde entonces he logrado obtener muchos más, pero esto no es importante y sin ninguna duda no he logrado ser más calmado y paciente.

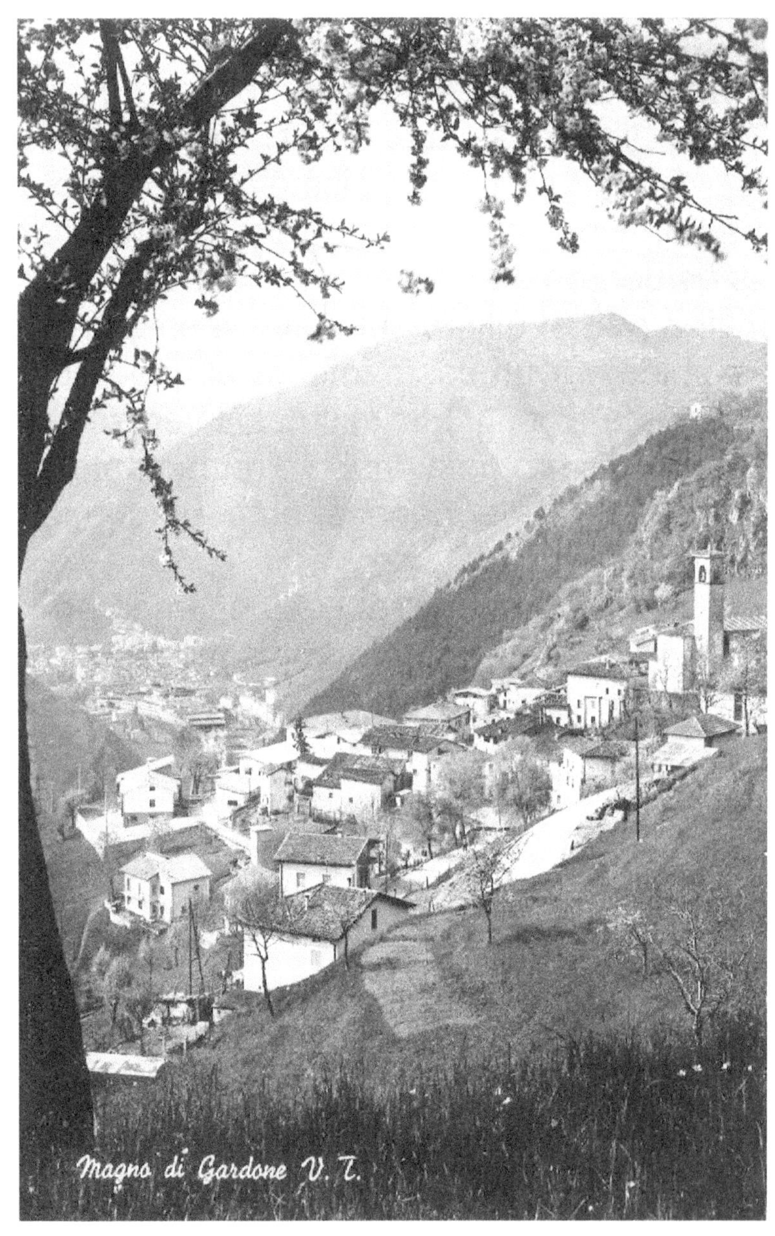

A.d. 1951

Capítulo II

Después de tiempo mi hermano se casó renovando la casa paternal, mi madre vino a vivir conmigo en un departamento nuevo, pero no logró vivir mucho para valorar a esta nueva e inesperada comodidad: le dio un derrame cerebral al parietal izquierdo que paralizó completamente la parte derecha de su cuerpo.

Ella permaneció completamente inmóvil durante veinticuatro meses.

Un día como otro, uno de aquellos días con las persianas cerradas ella se fue sin clamores, quejas y sin hacerse compadecer a la edad de 66 años.

Después de un año y medio me casé con Mirella.

Fui a vivir en un departamento en Sarezzo, que queda siempre en Val Trompia, elección no sufrida siendo que me encontraba más cercano al lugar de trabajo, podría tener entonces tiempo de más a mi disposición para dedicarme a mis pasiones personales.

De buen neófito de marido decidí recortar un poco de tiempo para dedicarme a el espacio nuevo en qué yo estaba para empezar esta nueva aventura.

En 1990 nació Luca mi hijo mayor, sucesivamente Federico

Federico nació en el Julio del '93, fue amamantado durante 18 meses, a la edad de tres años comenzaron a aparecer en varias partes del cuerpo pequeñas manchas rojas.

Después de una visita especializada en la pediatría del hospital Civil de Brescia, el pediatría nos recomendó una visita adicional del primario de la Clínica Dermatológica en Modena que nos diagnosticó una forma de psoriasis corpórea.

Desde entonces empezaron una serie de vivencias que me llevaron a las consecuencias y las relativas elecciones que habrían condicionado los mío y nuestros casos de los próximos años para venir.

En el Octubre del '96 con Mirella y el niño fuimos al dermatólogo que nos confirmó la psoriasis de Federico pero sobretodo nos ilustró lo que el futuro nos tendría reservado sin muchas circunlocuciones.

La psoriasis habría aumentado en forma progresiva y se habría agravado de año en año, mucho más en el período de invierno que en el de verano, no debíamos esperar milagros o súbitas sanaciones con curas termales o con cualquier otro tipo de fármacos.

Él también sugirió no utilizar productos con cortisona si no solo para emergencias, cómo la propagación de la psoriasis al rostro, la piel habría llegado a ser escamosa y secándose habría causado heridas ulcerosas y sangrantes.

Era por lo tanto importante mantener la piel suave siempre cada hora del día y en cada período del año con la ayuda del único remedio que funciona como son temporadas al mar o la utilización sencilla de cremas económicas y de los principios componenciales tradicionalmente sencillos.

El ulterior consejo que nos dieron fue lo de convivir con este problema y de no hacerle pesar al niño la condición de cronicidad que habría empeorado de la enfermedad, el niño seguramente se habría portado mejor que nosotros.

Mientras tanto estuve continuando mi trabajo de bancario, me encontraba bastante bien allí y estaba perfectamente en mi hogar entre números y índices financieros.

En el banco podía poner a fruto mi pasión para la estadística aplicándolo al sector de la alta finanzas, títulos de bolsa, accionarios y obligacionales cct, bpt, bond, para las obligaciones hacia algunas particulares parrillas de las cuales aparecían los precios anómalos.

La regla era comprar más bajo y vender en upper.

Mi mundo nuevo era este, el horizonte me había dado una mujer, a hijos y una casa nueva.

Sentado a la orilla del mar Cristóbal Colón pensaba que no podría terminar todo mas allá de las columnas de Hércules, yo pero estaba convencido que mi vida estaba toda allí.

Mi mundo nuevo, incluso si coronado por mil satisfacciones, era y continuaba a ser plano como un mar sin viento.

Muchas personas buscan por toda la vida calmas bahías y mares calmados, a menudo sin nunca encontrar lugares seguros, yo lo tenía todo y de un solo golpe, pero este no estuvo haciéndome sin embargo más satisfecho. Todo en un golpe solo, así como en la Ruleta Rusa.

Cuándo pensaba en mi madre la frase más clara de ella en mi mente era: "No entiendo porque has pedido un préstamo para la casa, cuando tenias dinero al contado para poderla pagar."

Mi respuesta fue siempre la misma: "A los empleados bancarios hacen tarifas muy bajas para la primera casa, yo descuento fiscalmente los intereses y invierto el préstamo a una tarifa superior."

Ella siempre estuvo asustada de las deudas, había pasado la vida entera buscando, si bien con fatiga, de no contraer deudas nunca y este hecho siempre me la hizo ver heroica.

En los primeros años el banco me asignó a la Oficina de bolsa.

Aquí conocí a una persona muy distinguida que estuvo jugando muy fuerte.

¡"Hombres miren que en bolsa uno puede también perder"! Nos estuvo repitiendo en el dialecto de Brescia a nosotros jóvenes.

Después de algunos días no aguanté en preguntar: "¿Por qué repite siempre esta frase pero a pesar de eso no para en la compra de reservas de bolsa?".

Con una sonrisa él respondió: "¡Para mí es una enfermedad!

En 1960 yo despilfarré todo mi patrimonio pero ya que la nobleza todavía cuenta algo hice un buen matrimonio y en 1973 también despilfarré todo el dinero de mi esposa.

Ahora,… yo heredé muchos posesión y cuenta de una tía, pero yo no sé cuánto durarán.

Era el 1979 el año siguiente colapsó la bolsa, con el trágico descubrimiento del banquero Roberto Calvi.

Este encuentro me hizo prudente, mucho más prudente en las inversiones hacia los clientes y los colegas que no con mí.

Tengo todavía a antiguos colaboradores de trabajo que me piden opiniones financieras.

Gracias a la profesión de empleado bancario yo tuve la posibilidad para conocer a la gente de las clases más diferentes y del negocio más extraño.

Un día un cliente muy importante preguntó de improviso: "¿Cuántos acciones tiene usted de su banco?"

"¡Ninguna!" Contesté yo.

"¿Por qué?" Él preguntó otra vez.

"Al precio actual las vendería todas, no soy tonto" dije.

"¡Entonces el tonto sería yo porque su director sólo acaba de ofrecérmelas como si fuera un privilegio! Ahora retorno para darles las gracias. Pronunció el personaje con tono de voz lleno de ira.

El funcionario de la filial me llamó la atención para ese altercado financiero a qué yo respondí: "Entiendo su privacidad, pero yo no sé leer en el pensamiento, ¿Cómo podría yo imaginar que usted quería vender un paquete accionario conteniente títulos de nuestro banco en un momento como esto este y para más a un cliente rico e interesante para nuestro banco?"

Seis meses fui más tarde fui yo a telefonear a ese cliente para decirle: "Ahora las acciones de mi banco descendieron del 40% de la famosa oferta, mientras en bolsa los títulos de institutos bancarios están levantándose, yo pienso que este sea un buen momento comprarlos."

El cliente compró una buena cantidad realizando una ganancia excelente en menos de tres meses.

Un día mientras yo estaba trabajando lo encontré adelante mío y sin circunlocuciones me preguntó: "¿Me puede hacer usted de asesor? Si a final de año habrán útiles les doy un porcentaje, si hay una pérdida no le daré nada.

Yo di las gracias por la oferta, pero contesté: "Soy un empleado del banco y siempre estaré a su disposición."

Era septiembre cuándo vino donde mí un francés, quería invertir en los títulos principales de la bolsa italiana.

Venía a menudo en agencia para hacer algunas transferencias, yo le recomendé que esto no era el mejor momento para hacer inversiones, le dije de esperar el 13 de diciembre, Santa Lucia, día este, propicio para la compra incondicionada y estadísticamente meno resgosa.

Además era más sencillo y económico comprar un fundo accionario con títulos cíngulos.

En los siguientes meses el índice de la bolsa retrocedió bastante, él se presentó puntual el 13 de diciembre.

El abrió una valija adelante de mis ojos incrédulos que contenía doscientos millones de liras, considerado el riesgo de tal inversión, era una cifra de todo respeto.

Subscribí cuotas en el fondo accionario y tome cita al vente de mayo por la venta.

En el día fijado se presentó, como yo le había recomendado, para vender todo. El había ganado más del 40 por ciento, cuando dejé el banco esta persona me hizo muchas propuestas laborales, pero yo había elegido emprender otro camino.

La compañía en la cual mi esposa era socia necesitaba a alguien que siguiera la parte financiera, al principio yo pregunté para poder trabajar en tiempo parcial, esta propuesta no fue aceptada con buen ánimo por el jefe del personal que, después de convocarme me dijo. "Usted que es tan bueno en las finanzas, con su liquidación que le deben en el banco y un bonus que le damos como salida, le conviene dimitirse para dedicarse a tiempo completo a esta nueva actividad".

Los tiempos habían cambiado, trabajar en el banco para mi había sido un sueño, pero ya no era la misma cosa, se empezaba a hablar de budget, de business plan, y todas aquéllas cosas y aquellas palabras que estaban introduciendo en el mundo financiero en aquella que habría sido la burbuja del siglo, qué los expertos de las finanzas estaban comenzando a indicar con el nombre de new economy.

Personalmente las cosas nuevas siempre me han interesado pero notaba que mis colegas más ancianos estaban haciendo fatiga para adaptarse al cambio y esto aumentaba mi separación e interés para aquello que hasta entonces había sido mi mejor prospecto de carrera.

Así dejé este trabajo, también si nunca lo habría imaginado hasta este momento que me habría ido del banco antes jubilarme. Mi esposa me preguntaba: ¿"Si eres tan listo en tu trabajo, porqué te pagan para despedirte?"

En 1999 construimos una casita decorándola con muebles artesanales que la asociación de voluntariado en la cual trabaja mi hermano estaba importando de Perú y vendí mi departamento.

Cuando nos cambiamos a la nueva casa Federico que tenía seis años me confió: "Papá, yo cuando seré grande no me casaré, porque quién se casa va a vivir de otra parte".

El cielo se está nuevamente y lentamente nublando, debería moverme para ir en otra parte. Quizás porque se debe ir siempre en ora parte y solo cuando uno se casa.

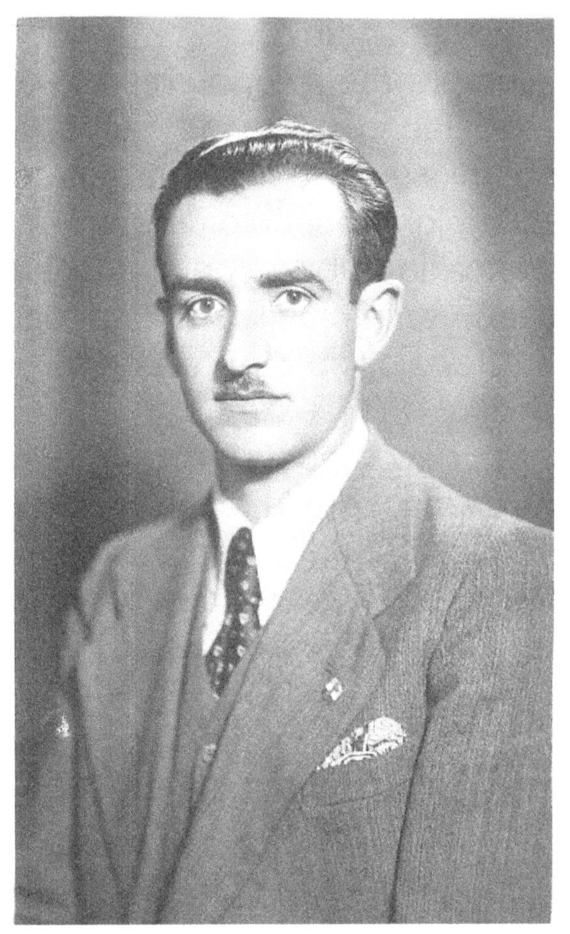

A.d. 1944

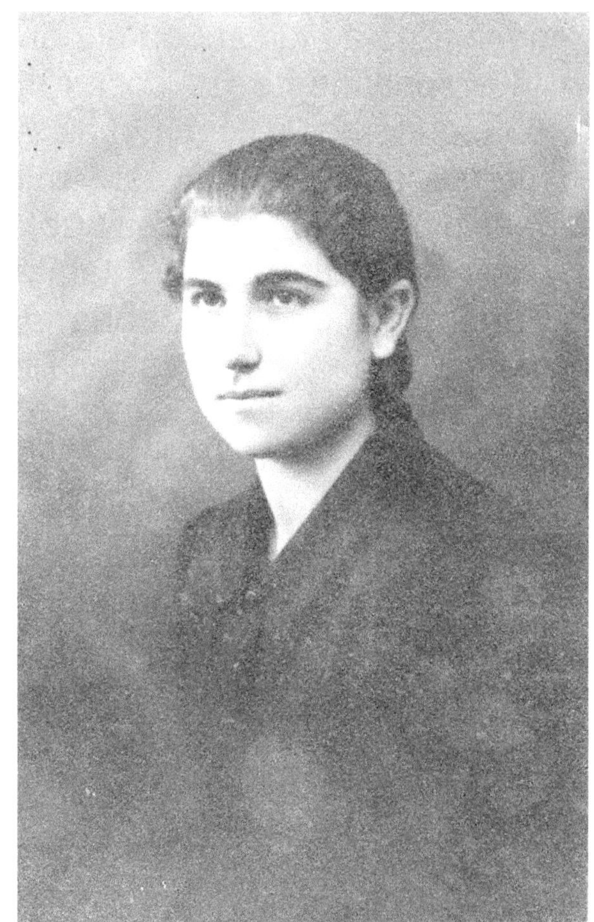

A.d. 1944

Capítulo III

En 2000 perdí en bolsa, observando hoy mis operaciones me doy cuenta perfectamente las acciones de aquel año concluyeron su período de compra con una pardita neta que continuó en los años sucesivos y en 2001 terminaron con el colapso de las torres gemelas y con las relativas caídas de índices y valorizaciones.

También las obligaciones disminuyeron, me encontré con títulos y pagamentos a más largo plazo y con ganancias más elevadas.

Fue así que después de un par de años, empecé de nuevo a verter el capital-gain.

Cuando las torres gemelas se derrumbaran el dicho popular fue que nada habría sido ya lo mismo, se cerraba una era y cambiaba el aspecto social que nunca tenía comparación y que nunca habría vuelto a existir.

La gente estupefacta estaba siguiendo las noticias de televisión, vagaba para las calles con la ojeada perdida, no lograba ni con esfuerzo aceptar los acontecimientos tan trágicos y siniestramente irreales.

Alguien dijo que desde el 11 de septiembre 2001, nadie habría escrito más poesías y ningún amante habría visto nunca más un anochecer con el mismo entusiasmo.

Más o menos se repetían las mismas frases que fueron corriendo de labio en labio en los años siguientes al holocausto.

Aun ya tras el segundo día la gente empezaba a pasear y a curiosear en las vitrinas a la moda, hombres y mujeres de cada edad el tercer día comenzaron otra vez a correr en Central Park y por las calles de Manhattan Lucy, al cuatro día comenzaron de nuevo a pasear al perro

Todo en corto tiempo retornaba a una silenciosa y hosca normalidad.

En alguna parte leí que el hombre construye castillos en la playa del mar, el mar hincha las olas y destruye el trabajo del humano pero el hombre siempre comienza otra vez y construye castillos incluso más impresionantes.

El ciclo de la vida se perpetra siempre, siempre y siempre.

En 2002 reduje mi trabajo en la compañía de mi esposa a tiempo parcial, y así pude haber más tiempo para mí, dedicando las tardes inicialmente a mis hobbies y sucesivamente a mi actividad de investigaciones.

En 2006 y 2008 me hicieron una reconstrucción quirúrgica de las prótesis a las caderas con un buen resultado.

Sentado aquí mientras miro el cielo que tarda en oscurecerse, comprendo que sin el suporto de la bio-resonancia estas operaciones habrían tenido, sin sombra de duda, póstumas devastadores en mi organismo.

La bio-resonancia sostuvo mis órganos dándoles el equilibrio energético adecuado, él instruyó mis células a una veloz cicatrización y restauración de las heridas y ha limpiado velozmente mi organismo congestionado de las anestesias.

La resonancia a ondas electro-magnéticas, un entonces universo desconocido para mí, una panacea escondida a mi intelecto y origen milagrosa de la posición cartográfica para mi todavía ignota y escondida por casos diarios metódicos de los cuales me encontraba a ocuparme en este tiempo oscuro de mi saber existencial.

Por mala suerte para Federico las cosas iban como diagnosticado, ya en la primavera del "97 la psoriasis atacó varias partes del cuerpo y las manchas y las pústulas rojizas y ulcerosas y de tanto en tanto sangrantes, eran siempre más extensas.

Como si eso no fuera suficiente en el mes de julio a la psoriasis se asoció una forma de viruela, esta enfermedad había atacado también el rostro de Federico, volviéndo incluso más antiestético y pruriginoso el cuerpo y el rostro del niño.

De amigos comunes nos enteramos del hecho que en los baños termales de Comano en provincia en Trento, eran especializados en Baños curativos para las enfermedades de piel, aunque yo era escéptico respeto de la existencia de manantiales tan milagrosos, mi esposa fue con Federico en ese lugar para diez en días.

En ese lugar varios médicos visitaron a Federico, sea por el médico de cabeza que por su asistente, todos de acuerdo en establecer que la enfermedad estaba haciendo un curso regular vuelto a la mejoría segura de las condiciones patológicas.

Cuando él volvió de Comano el niño tenía algunas costras pequeñas y molestas además de las manchas de psoriasis.

De mi parte, viendo sus nuevas y imprevistas condiciones, insistí para que mi esposa volviera a Comano con el niño para una visita adicional especializada del médico que encabeza el hospital.

El profesor confirmó que la psoriasis había disminuido pero puesto que el niño era débil había contraído otra enfermedad de piel y exactamente el impétigo.

Esta enfermedad a su parecer no era ni peligrosa ni contagiosa pero Federico necesitó un cuidado urgente para el reintegro generalizado de vitaminas.

El niño no pudo frecuentar el jardín de niños durante tiempo largo.

Una particularidad curiosa que observamos en ese período era que cada vez íbamos al mar la enfermedad de Federico se calmaba espontáneamente hasta en algunos momentos desaparecer completamente.

En Enero gracias a los cuidados constantes y a las numerosas atenciones y visitas especializadas un enemigo se fue en retirada, para oponerse nuestra serenidad y eso que uno del niño tuvo otra vez permanecido solamente la psoriasis.

En marzo de 98 con Mirella y Federico fuimos a isla de Mauricio, (es una pequeña isla al este de Madagascar en el Océano Indico) aquí la enfermedad desapareció completamente tras pocos días de estancia.

Me acuerdo que en el viaje de regreso, uno de los motores del avión manifestó un fuerte y peligroso daño, del avión salía una larga mancha blanca de combustible.

Permanecimos en alta cuota más de una hora girando en tondo a una altura de 10.000 metros permitiendo al comandante deshacer 30.000 litros de de keroseno en el Océano Indico de manera de reducir el desastre de fuego en caso de impacto.

Mi esposa y varios otros pasajeros rezaban con ardor fervoroso, dictado además de la fe de un enorme y primitivo sentido de conservación y de sobrevivencia, alrededor de diez rosarios marianos mientras yo y Federico como dos frecuentadores de lugares clandestinos jugábamos a barajas, compartiendo miradas de malicia intensa.

En mayo de 98 fuimos llamados por la maestra de jardín de infancia de Federico: "El niño no está bien si usted puede venir inmediatamente..."

Esto fue todo lo que con voz calmada nos informaron.

Cuando llegamos en el lugar el niño tenía el rostro hinchado, al almuerzo había comido jamón y kiwi.

Lo llevamos inmediatamente a la emergencia del hospital en Brescia dónde descubrieron un shock anafiláctico causado por el kiwi.

Esta intolerancia alimentar de Federico para el Kiwi se añadía al ya grave problema de la enfermedad de piel con la diferencia que nos obligaba a tener siempre a la mano un antihistamínico para evitar el peligro de un ulterior y más grave shock qué a dicha de algunos médicos podría presentarse también en forma mortífera.

Empezó así una larga, incesante y afanosa cursa a las pruebas de alergia.

Tras varias pruebas cutáneas y no, resultó que Federico estaba presentando formas diferentes de alergias y varias intolerancias alimenticias del tipo: alergia a los pólenes, al polvo, al las graminácea, a la carne de cerdos, el cacao, leche, el huevo, el tomate y la patata.

Además exhaustivos y adicionales exámenes relevaban la presencia de plomo y una absorción masiva orgánica del cobre y el manganeso.

Un cuadro alergológico inquietante y de todo respeto, ideal como campo de estudios por recién graduados en alergias espontáneas o inducidas y técnicos especializados en tecnologías ambientales y alimenticias.

En el marzo de 99 opté por un viaje de crucero al mar de Caribe, nos cuatro fuimos llenos de entusiasmo que se reveló bien fundado, la vacación fue fantástica y por momentos venturosa y estupefaciente, también si por la psoriasis de Federico no fue un verdadero remedio.

Para mí esta separación del cotidiano fue intensa y liberadora, era como si aquel sutil sentido de dolor y vacio que me llevo adentro desde siempre me había concedido una tregua.

Ahora que lo pienso, creo que nunca fui tan sereno como en estos días.

El 14 de enero de 2000 mientras almorzamos donde mis suegros, el abuelo corta un kiwi, Federico toca una cascara, la rasca con la uña y se lame el dedo con la punta de la lengua.

No se manifiesta una reacción inmediata.

Yo voy tranquilamente a mi oficina que queda a 500 metros de la casa de los padres de mi esposa. Después de poco mi suegra me llama con voz emocionada me dice: "A Federico han venido los ojos rojos y se le ha hinchado el rostro."

La carrera veloz el hospital en Brescia es frenética y afanosa; cuando llegamos a emergencia, le inyectan inmediatamente un suero, la cabeza de Federico está muy hinchada.

Al momento de darle de alta el médico de guardia nos aconseja tener siempre a nuestro alcance adrenalina porque la próxima vez no podría llegar vivo al hospital.

Desde ese día no fue necesario decirle a Federico de estar lejos de los kiwis, a los cumpleaños de los compañeros de clase, a las fiestas patronales, a reuniones del oratorio o reunión de otro tipo, el no comía ni estaba bebiendo nada, pero sobretodo se quedaba lejos todas cosas que tenian color verde.

Veinte días después fuimos todos de viaje a la península del Sinaí.

Sharm El Sheik,, el objetivo tan aclamado y alabado por la publicidad, nos presentó en todo su insólito brillo y esplendor.

Enfrente al mar en medio del cual aparecía del abismo como preciosa y solitaria perla la isla de Tiran, a las espalda el desierto del éxodo con sus cimas montañosas que suben hasta el monte de Santa Catalina subiendo hasta el monte de Dios, desierto rocoso, con pocas dunas, sepulcro de tumbas patriarcales, pisado por profetas y santos ánfora para contener la comida para el Omnipotente.

Federico no se dio un baño en esa agua cristalina que ofrece la visión de los arrecifes de coral más hermosos del mundo, muy temeroso para mojarse en el mar claramente frío en ese febrero tibio.

Como recompensa y con mi gran asombro la psoriasis tras la primera semana, desapareció completamente.

Ciertos lugares en particular manera con la presencia del mar, tenían extraños poderes en la piel de Federico, lograban dar alivio donde las incesantes curaciones nada habían logrado.

La naturaleza tenía en su pecho la capacidad de cancelar los dolores que ella misma causaba, el veneno y el antídoto estaban coexistiendo en el mismo regazo, aunque todavía no conocía la forma de llegar a la solución del discutido problema.

Inconscientemente, solamente ahora me doy cuenta, había emprendido mi camino, si, mi camino, porque hasta entonces había vagado alrededor de las calles de la vida sin objetivo.

Siempre creí que cada uno de nosotros tenga un camino para llegar a sí mismo y a Dios, pero no había ni remotamente pensado que yo también tuviera alguna cosa para hacer para mí y para los demás, o mejor nunca hice algo en tal sentido como para adivinar los secretos que para mí también la vida reservaba.

Levanto el collar del abrigo, encojo los hombros para sofocar un escalofrío extraño que me curre en las espaldas, miro en alto las nubes que comenzaron otra vez a correr hacia las cimas de las montañas, el día está terminando su canto.

Qué coincidencia extraña, un poco más allá un pasante que trepa sobre la pendiente mira el cielo y arregla el collar del impermeable.

Ahora me siento un poco más silencioso y quizá un poco meno solo.

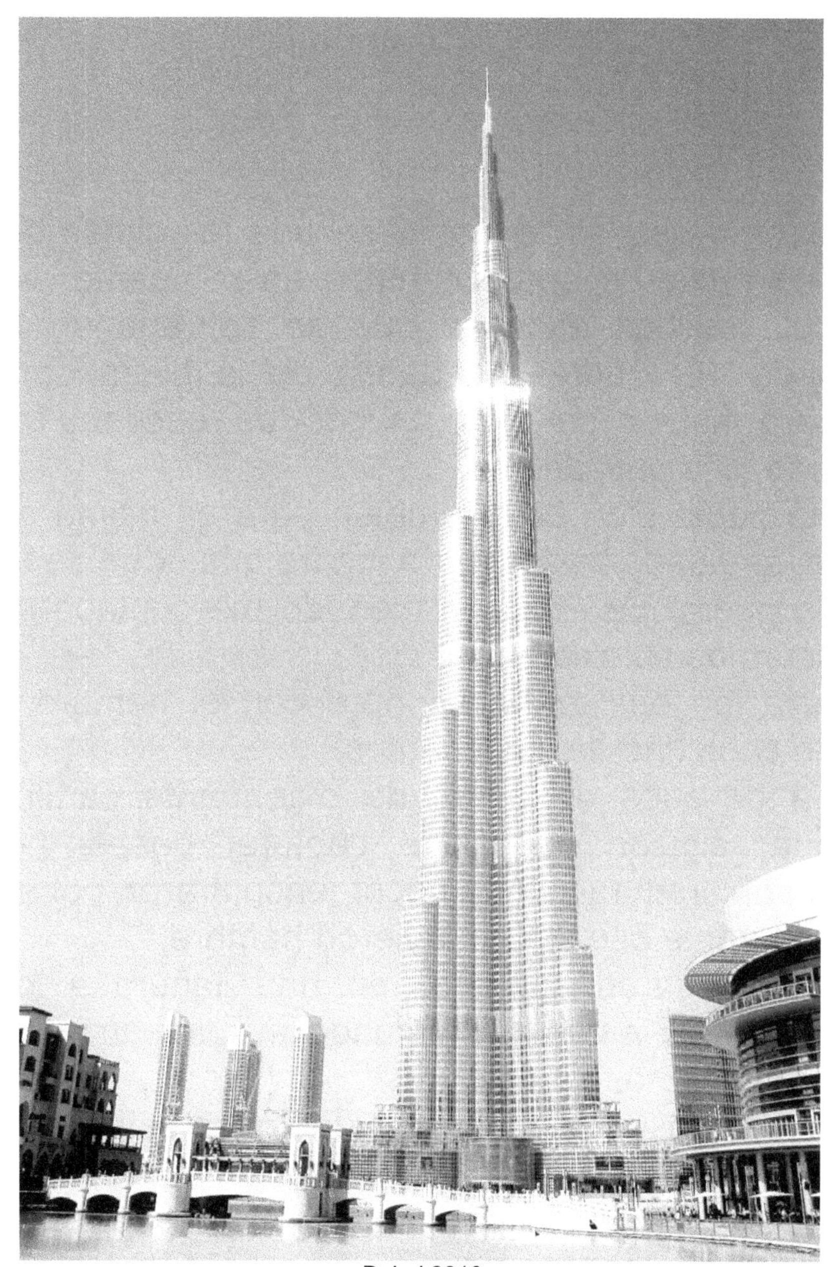

Dubai 2010

Capítulo IV

De golpe, un soplo de viento sacude las cimas de los arboles, de improviso un recuerdo aparece nítido en mi mente, veo como en una vieja película muchas escenas que se sobreponen fragmentarias, la vieja casa de mis padres, la banca de la plaza donde mi padre se sentaba para hablar con los amigos de escenas de cacería y de momentos de vida pasada.

La vida había sido dura también para él, último de tres hermanos masculinos, se quedó huérfano de madre a la edad de tres años.

Hizo la guerra de África, a menudo me contaba episodios de este período oscuro de su existencia.

La narración empezaba siempre con el hambre, única constante presente en cada uno de sus cuentos.

Un día después de horas de extenuante camino, llegaron a la laguna Tana, alguien pensó de capturar peses, pero no teniendo enganches doblaron agujas de cocer, encontraron por suerte carnadas y fue así que durante ese día no tuvieron hambre.

Otra vez llegaron agotados en una llanura a los límites con la Sabana y mientras estaban montando el campamento en los grandes árboles vieron algunos monos.

Sus versos ensordecedores y estridentes estaban perturbando a los soldados.

Un soldado recogió un par de piedras y los lanzó en la dirección de los monos, estos se escaparon y por un momento todo fue silencio.

Sucesivamente se escucharon de nuevo ruidos fuertes, los monos habían vuelto a su sitio en su territorio natural, esta vez fueron de ellas a poner al grupo de soldados en fuga, lanzando de repente y con violencia grandes piedras en cada dirección.

Es cierto que las cosas que pueden hacer daño al prójimo se aprenden con facilidad y con desenvoltura se ponen en práctica.

Después de la guerra la compañía donde trabajaba mi padre, organizaba a menudo viajes en camión, con esto medio llenos de grande espíritu de sacrificio y de grandes dosis de entusiasmo lograron visitar algunas grandes ciudades entre las cuales Milán, Turín y Florencia.

El grande e inmensurable deseo de aventura los empujó un día hasta Monte Carlo, dónde todos los participantes tomaron, al terminar la comida, un pésimo café amargo porqué ninguno sabía como pronunciar la palabra azúcar en francés.

Siempre supe que la educación hace la vida más dulce.

Han cambiado los tiempos, a seis años Federico me tenía al día sobre las tendencias del Nasdaq que estaba viendo en Bloomberg.

Un improviso flash-back delinea nuevamente la figura de mi padre en las noches de verano mientras enrollaba tabaco nacional envolviéndolo en un gastado papelito.

En los domingos por la tarde le encantaba jugar a "tresette" en la hostería y tomar un buen vaso de vino, rigurosamente rojo.

 Su fotografía en blanco y negro siempre ha estado apoyada en el viejo mueble en cereza, en un rincón de la cocina, desde allí parece registrar a todos lo que atraviesan el umbral de la casa.

Está allí desde 40 años.

Cuando murió mi madre he comprado un marco doble y los he puestos el uno junto al otro cómo siempre ha sido, cómo tenía que ser.

Siempre me ha encantado el mar, es mi ambiente natural.

Cuando todavía no estaba casado y era empleado bancario pedía la licencia para hacer vacaciones en el mes de julio.

Todos los años cambiaba de meta; Sardegna; Sicilia; la isla Elba, a menudo mi compañero de viaje era un amigo de mi pueblo que se llamaba Federico.

Ese verano fui solo, decidí ir a Calabria en un campamento turistico.

Llegando, después de haber organizado el equipaje, voy a almorzar, allí escucho hablar en el dialecto de Brescia.

Una distinta y bella señora, delicada en el aspecto y calmada en el diálogo, expresa con grande entusiasmo la conquista de su primera regata en solitario, quedo fulgurado, si una señora tan delicada de cincuenta años logra salir en barca a vela sola, puedo hacerlo yo también.

Me enteré entonces que se podía practicar un curso para lograr ser hábiles conductores de barco a vela.

Siempre había pensado tomar en mi manos el timón de mi vida, finalmente esta era la oportunidad adecuada.

Así este año me acerqué a los primeros rudimentos de navegador en solitario.

El año siguiente me fui a Numana, a Sur del Monte Conero en Ancona, en este sitio se podía perfeccionar ulteriormente el curso de vela y además se podían también llevar al mar grandes catamaranes muy estables en cuanto tienen dos scafi.

En este año realicé varias misiones imposibles, hasta logré girarme con un catamarán, golpeando el centro de una boa que era la punta de un iceberg porqué más abajo estaba una reserva de cultivo de mejillones.

En Septiembre del mismo año fui a Corfú en un campamento turístico muy nombrado de las personas a quien le encanta la vela.

En las mañanas se podía coger un gran bote que nos llevaba en playas adonde se podía llegar solo vía mar y aquí se veían peses de todo tipo, pulpos, morenas y muchas esponjas.

En la tarde con el mismo barco uno podía hacer excursiones panorámicas para admirar la costa, fue así que probé a gobernar un verdadero barco con tripulación y pasajeros, entre los cuales había una irreverente señora de nacionalidad francesa, a la cual habían dado el cargo de supervisar las maniobras de la regata.

Tomé con entusiasmo las riendas del timón, si, el bonito, aquello de las rueda con pómulos en ottone externos de los barcos de pirata, por entendernos. Goberné al principio con dominio, prestando atención a la gran brújula, pero Eolo soplaba en otra dirección y desinfló las blancas velas, molestando la "pirata rosada" que maldiciendo cogió otra vez el timón.

Con mal ánimo me lo devolvió intimando: "Timonero, viramos…dirección sud-este.

En barco a vela, en los siguientes años, hice viajes fantásticos, hasta cuando durante una travesía con una joven milanesa, fuimos involucrados por un tornado que dio vuelta al barco en alta mar.

Los dos hemos estado repescados fortunosamente por un inglés que llegó con su grande motoscafo fuoribordo.

La historia con Mirella se hacía siempre más seria, desde tiempo estábamos hablando de matrimonio, sabía por lo tanto que mi pasión por la barca a vela no tendría futuro.

Como fuera un adiós a la soltería, fui a las Maldivas en uno en los pocos pueblos que tenía algún barco a vela a disposición.

Llegué entonces en una pequeñísima isla maldiviana con solo 20 búngalos.

La isla está en un atolón, el agua es baja, a la extremidad hay el reef, el escollo baja verticalmente, bella para ver para lo que ama las inmersiones, pero no apta para nadar, el agua es fría.

Nos recomienda el personal de la isla que en el desafortunado caso que se encuentre un tiburón es mejor permanecer inmóviles.

La cosa que más me impresionó fueron las conchas, grandes, dispuestas como maletas a la estación del ferrocarril, ordenadas, en fila, pero sin rigor.

Ligeramente abiertas dejaban ver el crustáceo que parecía una bufanda colorida de seta, dibujada por un gran estilista.

Peses ángeles lentísimos, con estrías blancas, negras y amarillas, con largas cola blancas.

Pescados mariposas, una pareja de pescados que nadan uno en frente al otro, amarillos con manchas negras o violeta con manchas amarillas.

Pescados pijamas a bands negras, pescados loro así llamados para el pico que aplasta el coral, coloradísimos, pescados pelota, pescados balestra, cangrejos gigantescos.

Un día persigo una tortuga marina gigante verde, mientras se hunde en el mar, en el reaparecer me encuentro delante de un tiburón gris, tranquilo, está a un par de metros de distancia, lo veo a mi lado, la cabeza a la izquierda, la cola a la derecha, es mucho más grande que yo.

No había sin ninguna duda la necesidad de decirme que tenía que estar parado, estaba literalmente paralizado.

A pocos centímetros de la superficie estaba observando este máquina de guerra, aletas triangulares, el ojo izquierdo negro, lo veo respirar desde las agallas, entonces… un latido de parpados, corrige su dirección y va hacia la derecha, un golpe de cola, desaparece en el azul del océano.

Finalmente llega el monzón desde Nort-este el seco y constante se puede navegar al interior del atolón, escucho algunos silbidos, no veo pájaros en el cielo claro, escucho el ruido de las olas y me encuentro adelante algunos delfines pequeños, negros que adelantan el catamarán.

En donde hay los delfines no hay tiburones y cuando no encontraba la compañía de estos ingeniosos mamíferos, sentía aumentar el latido del corazón.

Oí muchas historias extrañas como esa del la pareja de Venecia conocida en la isla.

Se habían casado el año anterior, habían elegido el mismo campamento que yo había escogido para mis regatas de vela, algunos día antes la agencia les había comunicado que el vuelo había sido cancelado, como solución alternativa les fue propuesto un vuelo que desde Zúrich iba a las Maldivas con parada a Colombo.

Aceptado el cambio se fueron a Zúrich con el tren, el avión suizo aterriza en Sri Lanka mientras hay una guerra civil.

Permanecen parados 24 horas sin bajar del avión y vienen autorizados para regresar a Suiza.

Tras muchas quejas, anuncios en los periódicos y causas para tener el reembolso del viaje perdido, se le da la posibilidad para viajar con Alitalia, vuelo directo desde Milano; este vez en el aeropuerto de Linate hay neblina, el vuelo es trasladado a Génova, prácticamente llegan a destinación 18 horas más tarde.

O como un joven de Faenza que todos los años va a la Seychelles para vender objetos de cerámica a las tiendas de artesanías locales, que los turistas compran para regalar a los amigos y familiares italianos.

El agua más clara que el cielo, caminar al mediodía en una playa de coral que nunca quema, conocer gente, la más disparada, estas cosas dan sensaciones memorables.

Ahora, aquí, me acuerdo todo claramente, esto me quita de la mente la sutil inquietud y el escalofrío a lo largo de los hombros parece ahora abandonar mi cuerpo.

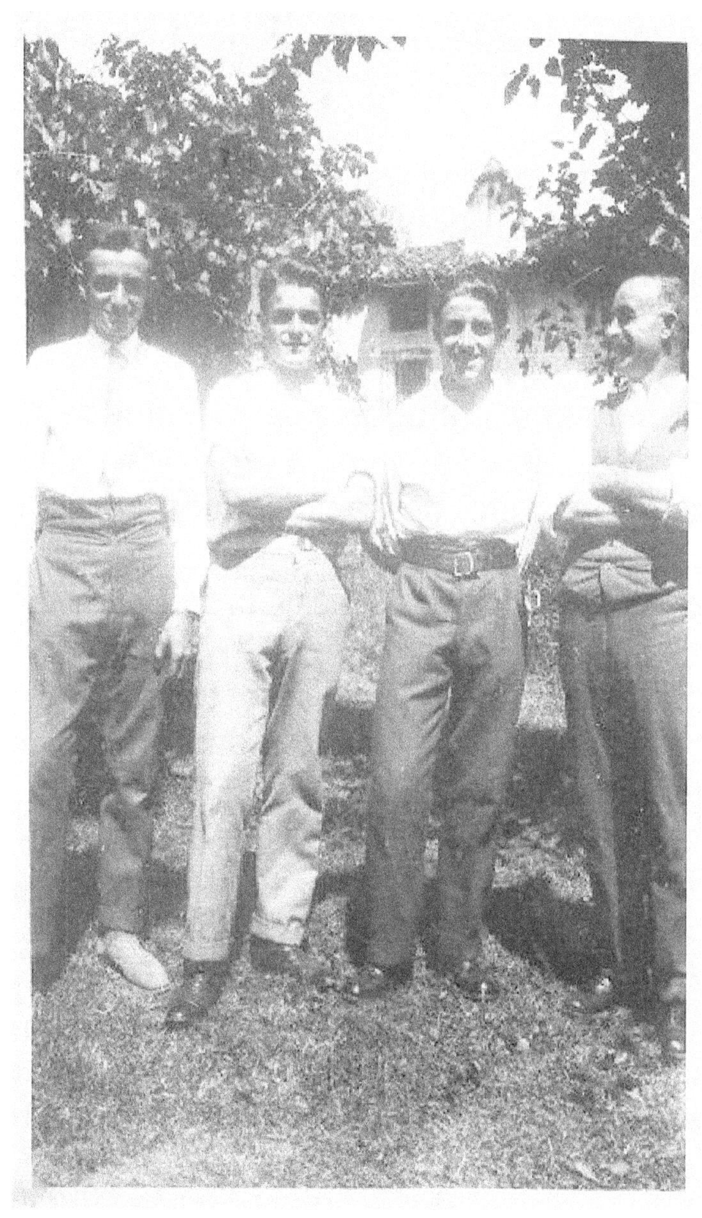

abuelo CARLO *con sus tres hijos*   A.d. 1935

Capítulo V

Cada domingo por la Mañana Federico se daba baños con sales que limpiaban las heridas causadas por la psoriasis, cuándo estaban secas yo fotografiaba las grandes manchas que tenia sulle tibie.

Durante la semana utilizaba dos diferentes productos, uno por pierna.

El domingo siguiente fotografiaba de nuevo las heridas y las comparaba con las precedentes, buscando con inquietud en los detalles inmortalizados por lo scatto de la fotografía una mejoría que nunca ocurría.

Utilicé decenas de otras cremas y ungüentos sin tener resultados significativos.

Después de tres meses dejé de tomar fotografías, era muy deprimido ver como empeoraba, pero sin embargo continué a utilizar dos ungüentos por semana.

La arena contenida en la clepsidra apoyada sobre la estantería de la chimenea de mi estudio, había dado varias giras por el lado superior a la parte más baja.

Estaba haciendo esto de tiempo, me ayudaba a gobernar los acontecimientos, cada vez yo me encontraba solo en el estudio y pensaba a la situación de Federico, era espontaneo para mi girar el antiguo guarda tiempo, esto estaba dándome la sensación ligera de poseer un débil dominio de la hora.

Los eses pasaban pero a igual medida, en Mayo de aquel año Santo, mi sobrino se preparaba a recibir el sacramento de la Confirmación.

Durante el almuerzo Federico mostraba claras señales de impaciencia.

Ese día su equipo del corazón estaba disputando el último partido del campeonato en Perugia.

Después de saludar a los compañeros de mesa, Federico se acercó al abuelo diciéndole: "Hoy nosotros "Juventinos" tenemos una cita con la historia, después volvemos."

El tan esperado partido fue suspendido para lluvia, mientras el Lacio rival y antagonista ganó.

Federico comenzó al principio mudamente y después más vistosamente a preocuparse por el resultado final.

¡"Con este campo arriesgamos perder!" ¿"Con qué cara me presentaré de frente a mis amigos, pero sobretodo donde el abuelo?"

Se hizo tan tarde que volver a la fiesta ya no era posible.

Fue el abuelo a presentarse a nuestra casa, Federico estaba tenso y jugando un partido con calciobalilla, el abuelo le preguntó con tono sarcástico: ¿"Que hizo la Juve?"

Sin levantar la cabeza imperturbable Federico respondió: "Ha perdido pero…. ¡No es una cosa importante!"

A la respuesta del abuelo ¿"Qué, no es importante después de un año que me hablas de futbol?"

Federico paró de jugar y mirándolo fijamente en los ojos respondió: "Abuelo… el importante es la salud."

Ayudar a Federico era para mí una obsesión, cómo y en cual lugar había el remedio tanto buscado esto aún no podía saberlo.

Encontré, no sin notable dificultades, un espray español a base de plata que mejoró la psoriasis para un par de meses, pero todo volvió como antes.

Empecé a utilizar productos homeopáticos de cualquier tipo, composiciones farmacéuticas aconsejadas por varios dermatólogos, pregunté a otros especialistas entre los cuales un iridologo que nos prescribió productos a base de magnesio, cobre, zinc.

Esta vez Federico mejoró, la psoriasis durante algunos meses permaneció en forma más ligera.

A este punto envié también a mi sobrino que tenía una ligera una psoriasis a las manos y el iridologo le suministró los mismos productos.

Después me enteré que otra persona, con problemas completamente diferentes de aquellos de Federico, fue donde el mismo medico, también a él receptó los mismo productos.

Este médico tenía una tienda y vendía a todos los mismos productos indistintamente.

Un conocido me enseño otro iridologo que era meno comercial y técnicamente más progresivo que el primero.

Este médico fotografiaba con una pequeña cámara digital, la pupila, lograba impresionar la imagen en su computadora, obteniendo estudiar el iris con la imagen ampliada.

Desde el monitor resultaba que Federico estaba sometido a estrés físico y psicológico.

Signos de estrés, insólitos para un niño de su edad.

Sobre los productos que mientras tanto eran suministrados a Federico él me aconsejó continuar con el magnesio, suspender el cobre y no utilizar absolutamente el zinc, siendo que la cantidad tragada para el niño era suficiente para algunos años.

Él además me dijo que se podía hacer algunos exámenes con el pelo, exámenes diferentes de lo que habíamos hecho antes para las alergias.

Una sociedad americana en Phoenix necesitaba de una buena cantidad de pelo cogido el más posible cerca de la raíz.

La cosa me fascinó, envié donde el peluquero mis dos hijos, repartí las dos muestras al especialista y en un mes la respuesta llegó.

Federico, aunque enjeriera constantemente magnesio, tenía una enorme necesidad de ese producto, presentaba trazas de níquel y de cobalto, como metales tóxicos se notaba el aluminio en buena dosis, gran parte de las relaciones entre metales tenían parámetros completamente afuera de la norma, aquellos de Luca eran casi todo en la normalidad.

Entre las sugerencias alimentarias eran indicadas la reducción de los hidratos de carbono, especialmente de la pasta.

Era el año 2004, la pasta era la única cosa que los exámenes alergológicos italianos no habían evidenciado, me encontraba claramente confundido.

 En el mes de Junio de ese año yo tuve algún problema de trabajo.

Nuestra parroquia organizó una vacación a Senigallia en la región "Marche", los chicos habían crecido y demostraron claramente la preferencia de ir a veranear con sus coetáneos en lugar de con nos padres.

Recomendando a Luca de cuidar a Federico con mucha atención aceptamos, si bien con mala gana, la petición de nuestros hijos, para participar a su nueva experiencia de vida.

Ya después de dos días Luca me dice que las cosas no van bien, la casa donde duermen se encuentra a un kilómetro de la playa, cuando ellos retornan a la una de la tarde hace mucho calor y sudan demasiado, pero siendo que son muchas personas en el campamento no logran darse una ducha antes del almuerzo.

Federico llama por teléfono diciéndome lo que la piel de todo el cuerpo le quema mucho, me deja entender que quizá sería mejor soportar a los padres en un ambiente más apto y confortable.

También Luca el día siguiente se declara preocupado para algunas llagas que están formándose en las espaldas de su hermano

en el menú él expresa algunas reservas para el tipo de productos utilizados, no completamente acto con las demandas fisiológicas de Federico.

Logramos un compromiso entre nosotros.

El sábado termina la primera semana de vacaciones, nosotros pasamos a las seis de la mañana para ir a San Benedetto del Tronto e decimos claramente a los muchachos que quien quiere venir con nosotros se encuentre con las maletas preparadas.

Llegamos a Senigallia a un cuarto por las seis y encontramos a los dos con las maletas en mano.

Federico es puesto mal, tiene algunas llagas vivas esparcidas en el tronco, en los brazo, en las piernas y en ciertas zonas del cuerpo la piel es quemada y se enrolla.

Está claramente deshidratado, llegando al hotel lo pongo en la bañera en remojo, envío a Mirella a comprar tres cajas de crema hidratante.

Con muchos cuidados y atenciones Federico en pocos días vuelve a una aparente normalidad.

Esa misma semana encuentro en el hotel a Franco, un amigo psicólogo que me habla de un centro en Milán dónde utilizan la biorisonanza electromagnética para suprimir varios tipos de enfermedad.

La cosa me fascina mucho, pero desgraciadamente en este centro del Milanese los tiempos de espera son muy largos.

Yo empiezo mi investigación y vengo a conocimiento que en el "bresciano" un médico ha comprado esta maquinaria y tiene tiempos de espera más corto por la primera visita, pero más largos para las pruebas de los alimentos.

El nombre de esta maquinaria es BICOM 2000.

La investigación continúa cuando, volviendo del mar, en internet encuentro muchísimas noticias en lengua extranjera, pero verdaderamente pocas en lengua italiana.

En uno de estos sitos se habla de curas prodigiosas y de excelentes resultados en muy cortos tiempos.

Con estas premisas telefoneo al médico, especificando que se trata de una cosa urgente.

En el primero encuentro el médico diagnostica los alérgenos que representan la causa principal de todos los problemas.

Él insiste en eliminar a todos los productos que pertenecen a la categoría que hacen estallar a los alérgenos, en particular, además a no ingerir alimentos que provocan intolerancia, uno debe evitar cada contacto de él con la piel, porqué las frecuencias de emanación magnética pasan también a través de los guantes, los vasos y el papel que envuelve los alimentos.

Además él nos entrega un fascículo conteniente la indicación de cientos de productos que son compatibles para los pacientes con la misma intolerancia.

Nos recomendaron también de hacer el pan en la casa, porqué los hornos artesanales o industriales no garantizan el uso de productos que no contengan sustancias fuentes de intolerancia alimentaria.

Al primer impacto, las modalidades de relevaciones de esta máquina parecen de una sencillez extrema, casi primitiva, tanto de levantar dudas sobre la potencialidad de la misma.

Durante la visita, conectados a la maquina con un electrodo en una mano, se efectúa un test de tenuta con los dedos de la otra mano, del pulgar y del medio serrados a anillo.

No solo el médico si no también el paciente se da cuenta que tiene un calo de fuerza, eso indica que la sustancia conectada no le gustó al organismo.

La prueba para los niños, que no tienen la capacidad de mantener estrechos los dedos, se hace haciendo la cadena.

El niño con la mano tiene el electrodo, la otra mano la pone en la mano de uno de los padres, el médico efectúa el test a la mano libre del padre.

Pregunto de verificar el kiwi, el médico confirma que este fruto es dañino por Federico, pero la cosa para él no es importante, el sostiene qué curando el alérgenos vuelven menos agresivas también las demás intolerancias.

La cosa no me convence, al contrario me deja un poco perplejo.

Llevo a la familia de mi hermano, de mi cuñado y de otros amigos por hacer esta prueba, esto me permite de tener más noticias en respuesta a mis preguntas.

La cura que nos prescribió consistía en tener una dieta estricta durante tres meses.

Los adultos deben toman ampollas por desintoxicarse una vez a la semana, solo después de esto serán testados los productos alimenticios.

Yo no quiero esperar tanto tiempo.

Las pruebas parecen muy efectivas, me gustaría verificar comidas, jabones, objetos como el reloj o el celular, medicinales o otras cosas.

Estoy convencido que la maquina me puede dar muchas respuestas.

El médico no está listo para mover el equipo de su estudio, está ya muy comprometido con su actividad con sus investigaciones, por lo tanto yo comienzo seriamente a pensar de comprar esta máquina.

Yo comienzo otra vez a buscar, encuentro un único representante en Italia para este tipo de instrumento, que se encuentra en Milano.

Lo contacto a finales de julio, me propone la maquina completa de accesorios y am pollas para principiantes a 33.000,00 Euro.

Finalmente me decido por la compra.

Efectúo el pago, el instrumento de biorisonanza se llama BICOM 2000 de la REGUMED, compañía alemana.

Me la entregarán a final de agosto.

A la entrega del instrumento me dan en dotación un día de curso por las principales modalidades de utilizo.

Me dan además un volumen de instrucciones para la utilización de la maquina y uno para las terapias.

Entre los accesorios hay también el Birek, un hilo de alambre que tiene a la extremidad una pequeña parábola y un objeto pesado al otro lado.

Es un instrumento manual, colocando la parábola entre la mano y la piastra entra en resonancia, se balancea en forma horizontal si la señal es negativa, en una forma vertical si la señal es positiva.

Cuando no entra en resonancia se paraliza, entonces es por definición en fase neutra.

El vendedor insiste sobre la necesidad de ejercitarme con este instrumento que facilita y resuelve más rápidamente los test, por cuanto concierne el utilizo de puntos de acupuntura en los dedos de las manos, más difíciles y dolorosas por el paciente.

De las primeras pruebas que logro realizar descubro que yo y Federico tenemos las mismas intolerancias a los alimentos: a la leche y la carne bovina mientras Luca y Mirella solamente a la carne bovina.

Leo y releo los manuales, lentamente el Birek se mueve, yo comienzo a probar todos los productos que tengo en casa, suprimo un tipo de pan, el vino, algunos tipos de pastas, algunos jabones y un champú.

Necesito hacer una lista de productos que crean intolerancia a Federico.

Pregunto y obtengo la autorización para verificar todos los productos de un supermercado de propiedad de los familiares de mi esposa.

Estos controles se pueden efectuar los lunes por la tarde cuándo cierra el supermercado a la audiencia.

Aquí tengo las primeras confirmaciones, no es verdad que todo el vino hace daño pero desgraciadamente lo más económico me da señales muy negativas, la mayoría de vinos con capuchón atornillado son negativos mientras aquellos con capuchón hecho de corcho son positivos.

Generalmente en bebidas alcohólicas los productos más económicos son también aquí negativos.

En el pan la cosa es al contrario, el pan común sin aditivos es positivo, lo de larga conservación y lo que se utiliza para las tostadas resultan muy negativos, no sólo para quién tiene una intolerancia específica sino también para todos indistintamente.

Nacieron las primeras discusiones en familia, a mi esposa no puedo decirle que el pan hace daño siendo que desciende de una familia que desde muchas generaciones son panaderos.

Puesto que nosotros vamos a menudo al almuerzo donde los suegros, obtengo que en la mesa pongan pan común y el vino lo traigo yo.

Eliminando completamente las carnes bovinas y la leche a Federico desaparecen todo las señales de la psoriasis.

Con este tipo de atenciones dietéticas, sugeridos por la biorisonanza nosotros estamos claramente todo mejor.

Mi constante dolor al estomago lo siento siempre meno, en la mañana tengo los muslos de las piernas menos rígidos, en la lengua desaparece ese espesa pasta blanca y empiezo a perder peso sin excesivas renuncias.

Empiezo a excavar en todo sitio, en cada cosa y todas las direcciones, hay un problema para resolver, la solución comienza a estar a mi alcance.

Mi investigación pasa a considerar el carácter hereditario de las intolerancias de alimentos, entonces empiezo a testar todos mis parientes.

Las intolerancias importantes son tres: leche, carne y huevos.

El porcentaje de los intolerantes a los alimentos es al 100% en mis familiares, muchos de los cuales tienen una doble intolerancia a la carne bovina y a la leche, otras personas tienen una sola intolerancia.

Al principio pienso que todos somos intolerantes, después encuentro a mi dentista que no tiene ningún problema de intolerancia, hago controles a las hijas que son como el padre, mientras que su esposa tiene una intolerancia.

Empiezo a probar familias numerosas y encuentro que los padres tienen alergias diferentes, los hijos son más o menos por mitad como el padre y para su otra mitad como la madre.

Los niños pequeños tienen muchas intolerancias menos respeto a los adultos, generalmente un único tipo de fruta es perjudicial, contra las cuatro o cinco encontradas a los padres o a los hermanos mayores.

Encuentro a una hija que es completamente diferente a los padres, después ellos me confían que ha sido adoptada.

Verifico a una señora más anciana que yo, encuentro la doble intolerancia a la leche y carne bovina, le pregunto donde vive, de donde proceden sus padres, su apellido es Sabatti, ha vivido a Magno cuando era niña, se acuerda de mis padres, su padre era el primo de mi padre, tiene todavía una tía que vive en el pueble y que yo conozco.

Hago pruebas al hermano de mi esposa, él tiene a cuatro hijos, dos tienen el mismo para factor alérgico como lo de él, los otros dos lo tienen como la esposa.

Descubro que mi esposa tiene las mismas intolerancias de su madre, su hermano es idéntico al padre.

Tras una rica colección de datos observo que una constante, los hijos que tienen las mismas intolerancias alimentarias de las madres han nacido después del término, las madres han tenido una gestación tranquila, los que tienen muchas intolerancias han creado algunos problemas a la madre y muchas veces han nacido antes del término de la gestación.

También mi esposa llevó un período tranquilo con el primero hijo, nació algunos días después del término, mientras con Federico ha sido hospitalizada dos veces y nació antes.

Mi suegra no ha tenido problemas con la hija, mientras ha tenido varios con el nacimiento del hijo.

La esposa de mi hermano tuvo algunos grandes problemas con el tercer hijo, mientras la esposa de mi cuñado, también si no tuvo particulares problemas, ha dado a luz antes del término los hijos nacidos con alergias diferentes.

He controlado a más de doscientos parejas pero meno del diez por ciento tienen las mismas alergias y desde el punto de vista estadístico esta es por supuesto una cosa anómala.

Mi abuelo era calvo, mi padre también, yo no fumo, dejé de tomar leche y café a la edad de 20 años y me ha quedado un poco de pelo.

Entre mis familiares todos lo que son calvos tienen intolerancia a la leche y muchos entre ellos han dejado de beberlo todavía de jóvenes para problemas gástricos.

Una adicional confirmación la tuve en verificar a otra gente, la mayoría de los que habían perdido el pelo desde jovencitos, tenían una intolerancia a la leche, incluido el pediatra de mi primer hijo, el no lo cree pero fuma, es intolerante a la leche y es calvo.

Capítulo VI

En mi ácido desoxirribonucleico debe haber algún gen extraño que induce a la tenacidad.

Cada cosa que he tenido que enfrentar hasta ahora en la vida nunca me ha disuadido, al contrario es como si una extraña carga proteica me espolea a la investigación y a la solución de cualquier tipo de pregunta.

Recuerdo a un amigo que llegó del extranjero con la novedad del cubo de Rubik, era una semana que estaba probando a resolverlo sin éxito.

Era casi medianoche cuando me lo entregó con el aire desanimado.

Llegado a casa comencé a componerlo, la cara superior, las primeras dos coronas, después poco a poco con papel y bolígrafo para contar los cuadros pequeños y calcular las probabilidades de inserción.

A las 6 de la mañana del día siguiente con el aire satisfecho come el hombre Sapiens que había descubierto el fuego, miraba el cubo apoyado sobre la mesa de la cocina con todos los colores a su lugar.

Más la cosa es extraña y dificultosa, más me entusiasma y me espolea a la cursa decisiva.

Fue debido a esta innata fuerza que yo penetré en un campo desconocido, no solo a los muchos, sino también a la ciencia médica tradicional y farmacéutica italiana.

Me inscribí entonces a algunos cursos desconocidos de biomédica alternativa donde se enseñaba el uso y la optimización del utilizo de la resonancia electro-magnética, al entrenamiento por la consultación de maquinas de relevaciones de la bioresonancia, las practicas alternativas y los estudios energéticos inspirados por la medicina cina tradicional.

Al primer curso de aprendizajes me presenté con un buen número de preguntas y argumentaciones anotadas en mi pequeña y personalísima agenda.

Los inscritos eran más de veinte, la mayoría eran médicos.

Cuando el docente, austero profesor alemán, pregunta cuantos utilizan sistemáticamente el birek, solo tres entre los presentes levantan la mano, yo entre ellos.

Esto me ayuda a superar la inicial inquietud.

Hago las primeras preguntas y inmediatamente me dan del ridículo.

El comentario del divertido germánico es inmediato: "¿Qué? ¿Has comprado al equipo Bicom solo para realizar pruebas alérgicas?

Para esto es suficiente hacer una prueba quinesiológica, además por este utilizo hay maquinas diez veces más económicas".

Prácticamente me doy cuenta de haber comprado Bicom solo para hacer algunos diagnósticos, omitiendo completamente la parte curativa y terapéutica, eso es solamente la punta de un iceberg de lo que esto instrumento de medicina alternativa puede realizar.

Esta metodología innovadora de investigación electromagnética abre futuros horizontes; es considerada, pero al mismo tiempo desconocida, medicina alternativa en Italia, mientras en Alemania es complemento del servicio de asistencia sanitaria nacional.

Alimentos, medicinales, plantas, flores, piedras, metales, BICOM tiene la posibilidad para verificar las emanaciones magnéticas de cada cosa.

También todos los órganos de cada ser viviente tienen sus frecuencias propias, mesurables y reequilíbrables con el biorisonanza.

La prueba de biorisonanza magnética puede ser efectuado en cada tipo de organismo celular compuesto o sencillo, no siendo una prueba invasiva de cualquier tipo.

Cuando Bicom entra en resonancia con una frecuencia electro magnético atribuible a una alergia, utilizando la misma frecuencia con señal inversa, se elimina el problema, no por momentos, no si se posee una buena dosis de suerte.

La mayoría de la gente tiene un alérgeno en su círculo orgánico.

Este curso tiene una pausa café y es durante esta pausa que hago el auto-test.

Siendo que todavía no hice ninguna cura, enseño a algunos médicos, colegas del curso, de tener alérgeno a la carne bovina y una maciza intolerancia a la leche.

Pregunto qué puedo hacer para mi hijo que tuvo dos shocks anafilácticos causados por engerir kiwi.

En respuesta a mi pregunta el conferenciante alemán me confirma que el kiwi o otra cosa no tiene ninguna importancia, o mejor, el kiwi es solamente el elemento que lo hace explosionar: el fusible (miccia?)

Hoy podría ser el kiwi, mañana será otra comida.

Lo que es necesario encontrar es la dinamita.

Lo que el profesor pretende que yo entienda es la reacción a un metal pesado que el cuerpo de Federico aguarda en los espacios intercelulares, bajo forma de escoria, toxina, intolerancia, la incompatibilidad u otro.

Me explica que en dotación a la máquina de relieve hay las herramientas necesarias para encontrarlo, hacer que sea inocuo y bajar su intensidad.

Al utilizar el tipo de ampollas que yo poseo, debo encontrar los elementos negativos para tratarlos todo junto, invertir las frecuencias, repetir el tratamiento junto una vez por semana también por cuatro o cinco veces hasta cuándo resulta todo arreglado.

Con las ampollas originales BICOM la cosa resuelve en una cita o al máximo a dos.

La terapia además tiene un efecto prolongado, puede ocurrir en los años que algo vuelva afuera del parámetro, pero en forma más ligera, en este caso es suficiente repetir el tratamiento con las mismas modalidades.

La cura consiste en el conectar los elementos negativos con un contenedor o con el porta ampollas, conectando el paciente en salida con dos cables anexados a dos esferas de bronce que tiene en las mano el enfermo.

De esta forma les envían al cuerpo en examen los mensajes que las celdas de las manos, reciben, transmitiéndolas a las celdas de todo el organismo, esta terapia no invasiva, dura algunos minutos, no causa ninguna intolerancia o efectos colaterales de ningún tipo.

El asunto del día siguiente era el conjunto Bicom de los cinco elementos.

Había comprado este conjunto para probarlo sobre mi y Federico, pero poco utilizado con la otra gente.

El conjunto de los cinco elementos tiene su origen en la medicina china, en el dominio completo, sobre el movimiento periférico y la redistribución equilibrada de la energía.

Cada elemento tiene unos seudónimos de denominación y un acoplamiento con algunos de los colores principales presentes en la naturaleza:

El fuego es el rojo, asociado a alrededor de diez meridianos entre los cuales lo del corazón, del intestino tenue y de la circulación.

El agua es azul, asociado a los riñones, la vejiga y las alergias.

El metal es blanco y es asociado a los pulmones, a los bronquios, a la piel y el tejido conjuntivo.

La tierra es amarilla y es asociada al estómago, al bazo, al páncreas y el sistema nervioso central.

La madera es verde y asociada al hígado y a las articulaciones.

Cada columna de los grupos y subgrupos que forman el conjunto de los cinco elementos está formada por ampollas que representan varios órganos.

Cuando hay un problema un órgano consume más energía, este lo revela la relevación en la resonancia biomagnetica

La pérdida de potencial de energía va a detrimento de otro del mismo color al cual viene de hecho sustraída la energía por momentos en cantidad a veces moderada o a veces elevada.

Cuando las cosas se vuelvan más graves un elemento sustrae energía a otro elemento cambiando el equilibrio total del organismo entero, que se vuelve tierra fértil y puede incurrir a patologías a veces de graves entidad.

Federico al principio señalaba de tener discordancias para el elemento de agua, color el azul, que tiene como meridianas las alergias y los riñones, pero nunca a la piel que es asociada al meridiano de los pulmones.

Más sigo este camino de la medicina alternativa, especialmente de la biorisonanza magnética, más creo que esa sea la dirección adecuada.

En estos años, a pesar de todo el despliegue de fuerza esencial, viajes, visitas especializadas, cuidados, medicamentos, para Federico aún no había nada de mejoramiento.

Esta insólita enfermedad, molesta, por el momento escasamente curable, no le había permitido casi nunca tregua, quitándole la posibilidad para vivir una vida normal, parecida a la de sus contemporáneos, obligándolo a continuas renuncias y sin embargo afuera de cada tradicional esquema del vivir común.

Yo comprendo que debo hacer el posible para que la vida de mi hijo vuelva en la regla.

Sentando en una habitación, con la única luz de una vela, apoyada en el estante de la pared donde mi padre ponía los fósforos para encender los pocos cigarrillos, me doy cuenta de cuánto tiempo el humano pensamiento ha viajados con aproximación.

Nunca hemos logrado verdaderamente borrar nuestras ansiedades ancestrales, pero sobretodo casi nunca encontramos soluciones a los muchos enigmas que inquietan nuestra vida.

La luz decae de repente, un soplo temeroso allana la llama que enciende la pared de la habitación, así es nuestra esperanza, conocemos poco y estamos en un contexto no mucho encendido.

A menudo he buscado la solución al problema que estaba afligiendo a Federico pero yo estaba en la oscuridad, a veces necesariamente la esperanza tiene que ser alimentada, la llama de la vela otra vez se dobla y esta vez el cuarto asume tonos diferentes, hay solo que seguir el soplo, esta vez la esperanza puede empezar a iluminarse.

El amanecer no es lejano, la noche está retirándose, esta guerra no es vencida pero cada batalla necesita de ser sostenida siempre con innovaciones, esto nos da el privilegio de desarrollarnos y de encontrar la justa dirección en los momentos de plana calma.

Yo busqué mucho en estos tiempos y quizá que esta máquina que utiliza las frecuencias pueda reponen la vela.

Soplo, se apaga, yo estoy cansado, voy a reposarme un poco.

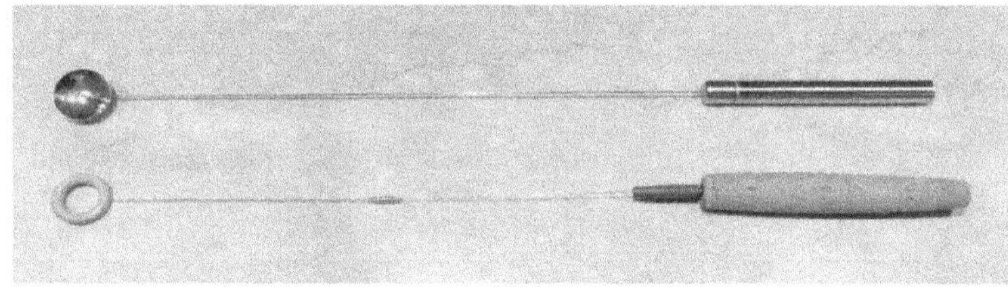

BIREK

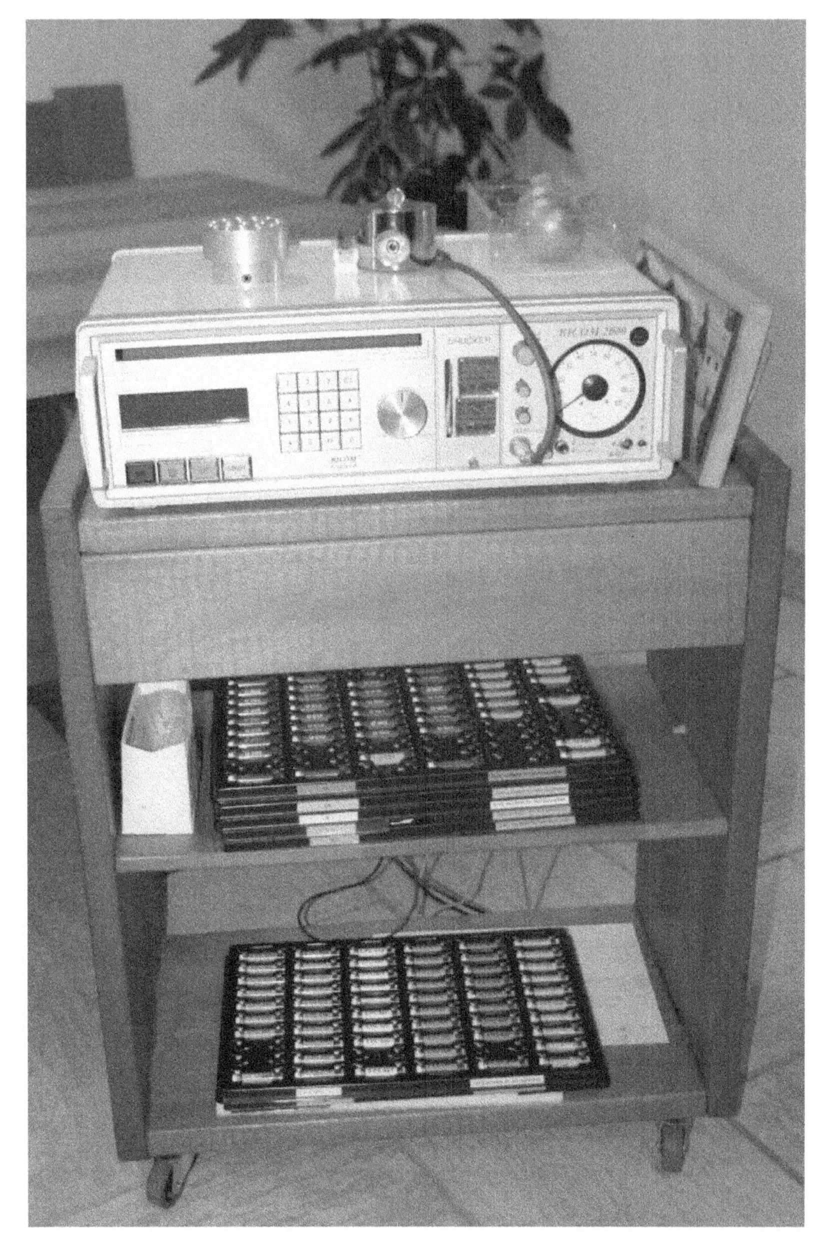

BICOM 2000

Capítulo VII

Mi hermano tiene ocho años menos que yo, me acuerdo que cuando era pequeño tuvo problemas de piel, sobre todo a las mejillas, hasta los tres años los movimientos de las manos le venían reducidos para que no se hiciera rasguños, irritando su piel ya débil y precaria de suyo.

El tenía nueve años cuando murió mi padre.

Mi madre y yo nos preocupamos para que él tuviera un poco de educación, en los años que siguieron él pudo obtener el diploma de experto en electrónica.

Ya en su adolescencia, en cooperación con algunos compañeros de clase, se interesó en prestar servicio voluntario y frecuentó asiduamente la esfera del grupo de la Operación Mato Grosso.

Este movimiento, a través del trabajo gratuito en ayuda a los más necesitados, ofrecía a los jóvenes voluntarios la posibilidad de experiencias formativas, afuera del contexto metódico y consumitivo de los países del oeste.

En Italia los jóvenes recogían papeles, vidrios y metales, para financiar las misiones.

Después de algunos años de trabajo en los grupos, el joven que deseaba conocer más y escuchando una exigencia interior de hacer una experiencia directa entre los pobres, podía ir en misión en América Latina por cuatro meses.

Mientras tanto le encontré un trabajo en una oficina mecánica de propiedad de un amigo.

En el verano de 1982 mi hermano viajó a Perú durante 4 meses, a Chacas donde existía una escuela de carpintería y escultura para chicos escogidos entre los más emarginados y pobres que el lugar.

Era el año que se jugaba el mundial, acuerdo que la victoria de Italia fue vivida con gran entusiasmo en nuestro país y en el extranjero.

Entre las jóvenes que frecuentaban el grupo de la Operación Mato Grosso conoció y se casó con Nicoletta.

En 1987 cambió de trabajo y se fue en el taller de Rivadossi, un artista del mueble que con grande generosidad regaló algunos diseños de muebles y esculturas para desarrollar en los talleres en las misiones del Perú.

El siguiente año con la esposa y con el hijo Francesco que tenía solamente dos años fue a Perú.

En el colegio taller de tallado hacían muebles con madera de nogal y caoba, todos hechos a mano, con incastos, sin clavos.

Fue un subseguirse de viajes, en América Latina nacieran los otros dos a herederos, a Giovanni y Simone.

En uno de estos viajes de regreso a Italia, fui yo mismo en ir a recibirlos en el aeropuerto de Milán, para entonces llevarlos a donde los abuelos maternos.

La primera cosa que hizo la abuela fue lavar al pequeño Simone.

Veo todavía a ese cachorro de hombre correr lejos de los brazos de la abuela, desnudo para volar en los brazos de su madre y gritar con asombro irracional: "¡Mamá, mamá corre a ver, del grifo sale agua caliente!"

Mi hermano Bruno trabajando en carpintería había agravado sus problemas de alergia, cuando vivía en Perú estaba bien, pero cuando regresaba a Italia, a menudo tenía ojos rojos y era extenuado por continuos estornudos.

Con el régimen alimentar que le había sugerido estaba mejor físicamente, pero cuándo curó la alergia con la biorisonanza pareció verdaderamente renacer.

Las familias de los jóvenes de la Operación Mato Grosso son muy unidas y generalmente tienen muchos hijos, ha sido fácil por mi hermano convencer estos amigos a someter todas las familias a mis test alergológicos.

La cosa continuó cuando comencé a curar a la gente y el círculo se ha ulteriormente alargado a los padres, a los hermanos, a los amigos de estos y a sus hijos.

Este espiral de gente, casi una multitud que me permitía examinarlos dándome plena disponibilidad, me permitió obtener una colección seria de datos, que después de haberlos atentamente examinado dio sus frutos.

Había comprado bastantes muebles por amoblar mi casa, todos provenían de Perú, así cuando los voluntarios venían para hacerse los test en casa, mirando alrededor se sentían bien, así para mí todo era más sencillo, incluso hacer preguntas sin temer a no ser entendido.

Muchos han sido los casos evaluados y resueltos en el ambiente de las familias de los voluntarios, por ejemplo él de una joven madre que tenía un niño de 19 años con problemas de asma, crisis preocupantes por dificultad de respiración.

Del test se observan las típicas alergias a los pólenes, a las gramináceas

Y una no usual alergia a las plumas de ganso.

Hago la probada terapia.

Un mes después la madre del niño me dice que el hijo está bien, ya no sufre más de minzioni nocturnas y no orina en la cama, cosa esta que no me había avisado la vez precedente a la terapia.

Me pregunta amablemente si yo puedo hacer pruebas a su nieta.

Un hombre jubilado que colabora con el grupo de Mato Grosso viene donde mí con problemas alérgicos, yo realizo la terapia sin pensar en un ulterior problema: un gran lunar rojo entre la nariz y el ojo.

El había reservado una cita en el hospital para llevar el antiestético lunar, pero el día siguiente a la terapia el lunar se desinfló, en los días a seguir desapareció completamente, él suspendió la intervención.

La OMG tiene muchos voluntarios que viven en misión en América del Sur durante períodos de dos o tres años.

Cuando vuelven a Italia, al cambiar comida y exposición a polvos y pólenes, tienen a menudo problemas.

He averiguado a muchas de estas personas que incluso habían tenido hospitalizaciones, observando varias intolerancias entre las cuales la a los alimentos como la carne de cerdo, esta es común a casi todos los pacientes más graves.

Después de un régimen estrecho de comida y dos terapias, estas personas se encontraban bien.

Esta cosa tuvo mucho eco que todavía recibo gente de todo tipo y nacionalidad pertenecientes a las más diferentes asociaciones de voluntariado, todos quieren la misma cosa, ser testados, recibir la apropiada terapia y recuperarse finalmente de alergias nunca derrotadas con la medicina tradicional.

Yo curo a la gente gratis.

Un joven de 22 años que ha sido de recién hospitalizado dos veces en quince días, una vez para haber comido algunas nueces, la segunda vez para haber probado una pasta verde conteniente Albahaca, es un paciente completamente inusual.

Es un joven robusto, con dos manos fuertes, cuando observo el alérgeno a la carne de res me parece natural efectuar la consueta prueba quinesiológica.

No cree sea posible que mis delicadas manos de contador logren ganar a las ásperas manos de un carnicero.

Yo realizo la terapia con las diferentes modulaciones; después de algunas semanas él me confirma de estar muy bien, él además refiere haber hecho la prueba del anillo a todos sus hermanos, descubriendo su misma intolerancias a las comida al consanguíneo más joven.

A nuestra casa de montaña, viene a visitarnos una vecina con su padre.

"Es un período muy difícil", la chica me confía. "Mi madre murió a pesar de todos los cuidados, quimioterapia incluida, mi padre es jubilado y está enfermo del Parkinson, lo veo muy cansado, si fuera para él, no se levantaría nunca de la cama, esta cosa me hace sufrir mucho"

Es la primera persona que me da la posibilidad de hacer una prueba por esta enfermedad, eso me interesa muchísimo.

A la prueba de los cinco elementos resulta una absorción de metales pesados, las demás ampollas indican la presencia de cobalto y paladio.

Alarmado practico la prueba a la hija que felizmente no presenta ningún problema.

Someto el anciano paciente a la cura para suprimir los metales pesados además ejecuto una terapia la depresión.

Al regreso de la vacación en la casa de montaña llevo conmigo una canasta llena de hongos de bosque, recogidos por el anciano padre de la muchacha, el cual parece haber encontrado de nuevo vigor y pasión por la vida.

El hecho que el padre tenía paladio y la hija no, me hizo pensar mucho y en mi interior se insinuaron dos dudas:

La primera era que quienes quedan a contactos estrictos con personas que están en tratamiento de quimioterapia, puedan absorber de algún modo magnetismos perjudiciales o degradaciones físicas causadas por los metales pesados utilizados para el mismo tratamiento;

La segunda duda era que el sexo masculino fuera más débil, porque guarda por más tiempo estos metales pesados.

Entonces contacte a un amigo que había tenido el trasplante de médula con las consecuentes curas.

Él había perdido el pelo gris y le había crecido en remplazo pelo negro, hice controles, encontré la presencia de los mismos metales pesados.

Yo entonces llamé a su hermano que estaba trabajando con él, y encontré también en él absorción a paladio y cobalto y le la terapia.

El hermano me trajo su familia que resultó sin problemas.

En aquella oficina estaba trabajando a otro empleado masculino, a la primera oportunidad, también lo verifiqué y encontré que tenía puntualmente in círculo orgánico una maciza dosis de metales pesados,

Curé a él también.

Al fin verifiqué la familia de mi amigo, los tres hijos masculinos tenían huellas de paladio y cobalto, la esposa y la hija no.

Verifiqué a un familiar de mi esposa que había sido operada al pecho con quimioterapia consiguiente.

Ya de la primera prueba aparece la clara presencia de paladio y cobalto.

Yo empiezo la terapia pero ella tiene desgraciadamente dolores a los brazos y a las relativas articulaciones, muñeca, codo y hombro, debe hacer un esfuerzo para tener en las manos las dos esferas.

Le hago la terapia, los dolores disminuyen, con las ampollas voy a su casa, hago pruebas al marido que tiene metales pesados, las hijas no.

El marido no quiere hacer ninguna terapia.

Me ha pasado de averiguar una anciana pareja, el esposo tenia huellas de paladio, mientras la esposa no, la esposa había tenido una operación diez años antes por un cáncer a la mama y había sido tratada con quimioterapia pero a la mujer no quedaba ninguna huella.

Encontré paladio y cobalto también en dos sacerdotes, ellos iban a visitar enfermos tratados con quimioterapia.

Un día que mi esposa a la salida del hospital, conoce un joven del pueblo que ha tenido malestar en el trabajo, mientras se encontraba trabajando en el banco se había desmallado.

Había sido internado un par de días en el hospital pero no le habían descubierto la motivación desencadenante de su enfermedad.

Mi esposa sabia que la madre del joven había sido tratada durante un largo periodo con quimioterapia intensiva por la presencia de células tumorales óseas.

Yo lo invito para hacer una prueba con relativo test con mi equipo para la biorisonanza.

En la prueba inmediatamente es destacado paladio y cobalto y por tanto también en este caso realizo la terapia y invito al joven en traerme también su padre.

Mismas cosas observo en el padre ya jubilado, que no destaca particulares síntomas.

Pero yo no soy tranquilo, de los pertenecientes al núcleo familiar en examen, falta el yerno que vive al piso superior de la misma habitación.

Tras algunos meses encuentro el empleado bancario, que, mientras tanto no sufre más de episodios lipotimicos, para completar mi curiosidad científica sobre la familiaridad de las pruebas realizadas, aconsejo darme la posibilidad para verificar también a la hermana, al marido y las dos hijas.

Cómo pensé encuentro paladio y cobalto solo en el varón al que yo realizo la terapia adecuada.

Un caso de Parkinson estuvo presentando alergia al níquel, la primera vez que vi a este señor debí repetir las preguntas dos o tres veces para obtener una respuesta, después de la terapia se quejaba todavía de algunos problemas pero lo encontré claramente mejorado.

Otro caso de Parkinson con un anciano, él también con alergia al níquel, que sin embargo es muy lúcido también si se queja de cansarse fácilmente, le hago los test con la mano, antes de la cura pierde la fuerza, después de la cura logra estrechar con fuerza superior a su físico de constitución débil.

Algunos días después lleva a la nieta que tiene problemas de alergia a los pólenes.

También observé alergia al níquel en los dos casos de esclerosis múltiple que yo probé, practiqué la terapia para suprimir los metales pesados, ambos estuvieron mejor pero este mejoría duró solamente unos días.

Con el Alzheimer fue claramente mejor, en este caso hubo también la alergia al níquel.

Tras la terapia la señora de ochenta años, de lo que me refirieron los hijos, es más tranquila, en las noches duerme con un sueño pesado, mientras antes pasaba noches insomnes quejándose.

La persona que ha empezado a trepar en el sendero que sube a lo largo de la inclinación me hace un gesto con la mano.

Ya se está haciendo oscuro, debo decidirme de prisa.

Vuelvo sobre mis pasos o sigo el extraño personaje que, aunque lejos, parece conocerme bien siendo que conoce mi forma de utilizar la gestualidad por comunicar con mis similares.

Yo me siento ahora extrañamente calmado, estoy hambriento.

Al mirar el vuelo de los halcones de montaña escucho buenas sensaciones, los navajos dirían "buen presagio."

Los halcones giran explotando las corrientes calientes ascensionales sin un latido de alas, forman un gran ocho echado en el cielo, si…buen presagio… claramente buen presagio.

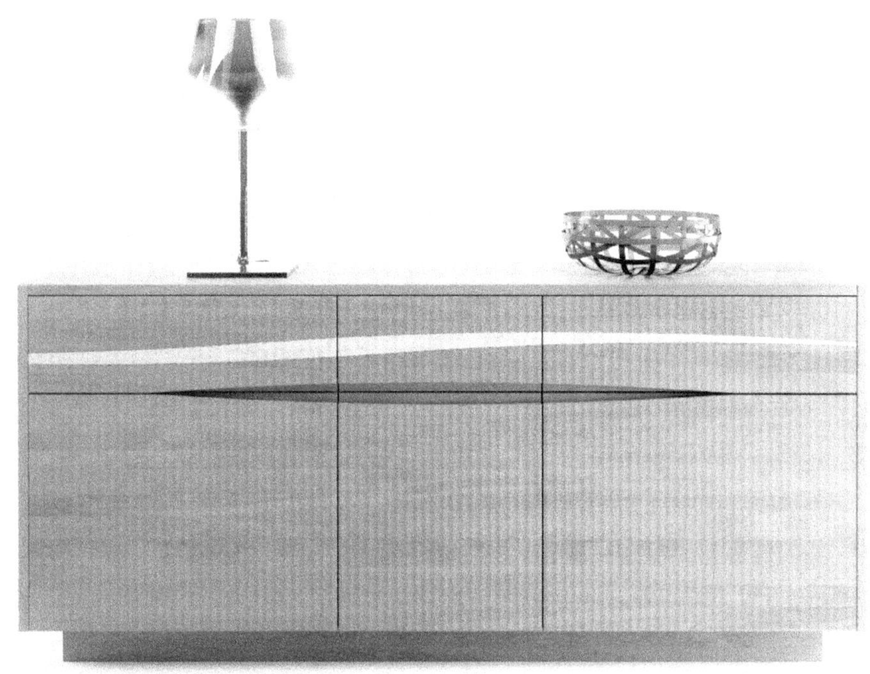

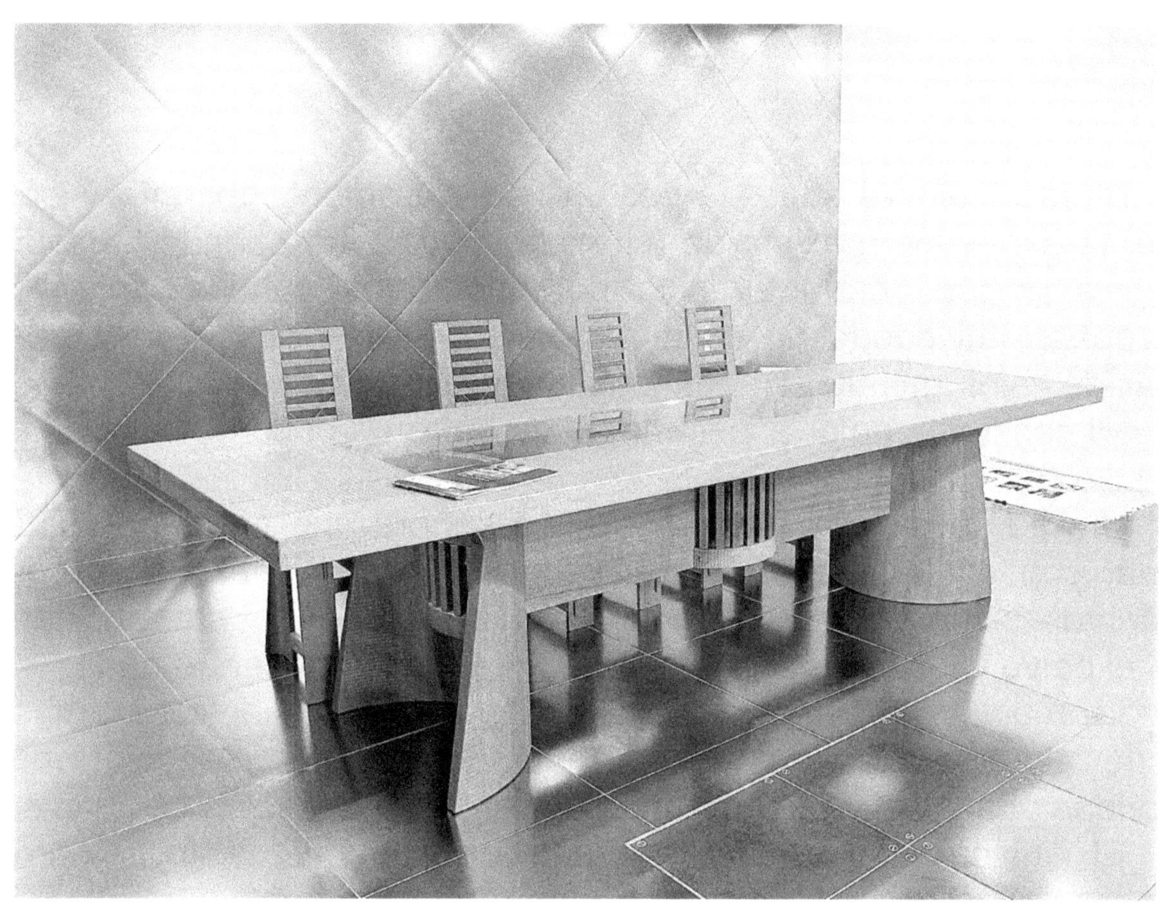

móviles hechos en Perú

Capítulo VIII

Desde siempre supe de ser un tipo claramente extraño y original, pero la expresión máxima de mi excentricidad fue cuando, después de asistir a un curso cromoterapico, no encontrando camisas apta para mi sobrepeso, fui donde un costurero para que me hiciera diez camisas todas de color amarillo, en dos tonalidades distintas,.

Mi constante dolor al estomago encontró un poco de beneficio en el amarillo.

Un día se presenta donde mi una señora que tiene problemas de asma, con crisis frecuentes de respiro, hago pruebas sobre cosas y alimentos sin encontrar comprobación alguna, hago pruebas también con el polvo y los pólenes, pero también aquí no encuentro nada.

La mujer me confiesa que el fuerte empeoramiento es empezado desde algunos días, contemporáneamente a la presencia prímulas coloridas añadidas como adorno a las ventanas del salón de su casa.

El enlace mental a este punto es sumamente fácil, entre las ampollas que raramente dan una comprobación negativa en el paciente, por lo tanto poco utilizadas como prueba primaria por test alérgicos, hay aquellas relativas a las flores de diferentes tipologías.

Esta vez el insólito set evidencia una alergia fuerte a las prímulas.

En la misma semana mi sobrino Simón se queja por la aparición de manchas rojas, ya lo había curado de una seria psoriasis a las manos, pregunto a su madre y tengo la confirmación inmediata: en casa están presentes prímulas amarillas en un gran florero peruano.

Someto a los dos a la biorisonanza electromagnética con olas invertidas, también ese problema se resolvió con el resultado positivo de ambos.

Un funcionario de banco me dice que tiene a un niño de pocos meses, tiene manchas en todo el cuerpo, verifico, tiene una forma de intolerancia alimentar a la leche de vaca.

Aconsejo utilizar leche de cabra, dentro de dos días todas las manchas desaparecen.

Después de algunos meses me dice de haber viajado de vacaciín en montaña, no encontrando la leche de cabra dio al niño leche de vaca, al niño otra vez se cubrió inmediatamente de manchas.

Otro ex colega, me dice que su esposa a menudo tiene algunas manchas rojas en diferentes partes de su cuerpo que crean mucha picazón.

También me reporta que siendo celiaca todos los productos que come los compran en la farmacia.

Estos productos que sucesivamente me traen son de origen alemán e italiana.

Yo hago la prueba y verifico que todos los productos alemanes están ok mientras dos productos italianos sobre cuatro resultan negativos.

Desaparecidos en tres días todos los signos cutáneos, consejo a la señora de reportar esta cosa a su médico, ofreciendo también la posibilidad de mostrarle la maquina con la cual he efectuado los test, yo, de mi parte estoy disponible.

La señora quedó decepcionada porqué su médico le contestó que no estaba interesado y que no deseaba interferencias en su regular trabajo.

Yo a este punto pruebo que la señora me abandonó en la mesa para probar los productos incriminar en mí y encontrar los negativos, ellos pruebe en mi esposa y otros familiares y tenga el mismo resultado.

No sé que lo que contengan estos productos, pero ¿como puede hacerle bien a una persona enferma un alimento que le hace daño a todos?

He testado algunos extranjeros y he encontrado que los que vienen del este, rumenos, moldavi, ucranianos así como los chinos y los pakistaníes son intolerantes al huevo al 90%; por los africanos y los habitantes de las zonas caribeñas, la intolerancia reinante es a la leche de vaca.

Curé a un argentino con esposa italiana que se trasladó en España tras la crisis económica argentina, para intolerancias a la carne bovina y para una alergia al árbol del olivo, el año siguiente me llamó su hijo diciéndome que su padre ahora está bien, mientras que él ha empeorado.

Sugiere que yo vaya a España para curar a él y a mucha otra gente.

Me da a entender que haría suerte con todos los alérgicos al olivo que hay en el territorio hispánico.

En medio de las personas que me han ayudado en las investigaciones, hay un químico que tiene productos homeopáticos de máxima calidad.

Él también produce píldoras y ungüentos también sobre pedido, entre los mejores productos tienen algunos fermentos prebióticos, por los cuales pude verificar la gran eficacia.

Ellos son sin embargo fermentos lácticos y entonces no adecuados para quién tiene intolerancia a leche para estas personas hay productos libre de leche o el entero-germina.

Durante una investigación sobre los productos homeopáticos, este doctor de la farmacia me puso a disposición gratuitamente todos los productos que tenía.

Yo, por dos tardes, he vaciado en un centenar de ampollas, los productos y sucesivamente he efectuado los test sobre unas treinta personas.

Con mi gran decepción he observados que solo dos o tres entre los productos probados eran positivos, mientras más de veinte eran negativos, los restantes neutros, o mejor no hacían ni bien ni mal.

En el caso particular de mi esposa eran todos negativos siendo que eran conservados en tintura madre a base de alcohol, ella es intolerante al alcohol, nunca tomó un vaso de espumante a un cumpleaños o en año nuevo.

Bicom no acepta productos complicados y por lo tanto no pude utilizar estas ampollas como terapia tanto negativa como positiva.

Del bajo porcentaje de productos positivos descubiertos hablé al químico que me respondió: "Yo me habría asombrado el contrario, estos productos son medicinales y deben ser engeridos cuando hay reales necesidades, prescritos por quien sabe de medicina y no aconsejados por familiares o parientes."

En particular había un producto que encontré negativo a la mayoría de las personas, un analgésico que se llama "Artiglio del diablo".

Continuo todavía a testar los productos, entre los que he encontrado frecuentemente positivos puedo afirmar que el magnesio hace siempre bien y la equinacea es adecuada para asma y alergia a los pólenes.

Una señora jubilada viene donde mi llevándome un vaso de áloe, se lo ha dado su hija que con ese ungüento ha encontrado beneficio, hago la prueba con el birek y verifico que a ella el producto le hace particularmente daño, mientras que para mí es inocuo.

Pruebo un poco de ese producto y observo la presencia de miel, observo que la señora está intolerante a la miel.

Cuando hay un compuesto negativo, todo el compuesto se vuelve negativo.

Mi hijo tenía intolerancia a la leche, debí por lo tanto suprimir las pastas que lo contenía, eliminar el jamón porqué cocinado en la leche.

La intolerancia a la fruta es muy difusa, quien es intolerante al kiwi no lo es al plátano, quién al melocotón no lo es a la manzana y viceversa.

Comer una ensalada de frutas es lo peor que un intolerante pueda hacer.

Un amigo escéptico me dice que él creerá solamente a las potencialidades de mi maquina solo si sanaría a un conocido suyo.

Como concordado una tarde me presenta un joven de 27 años con el rostro completamente desfigurado por la psoriasis.

"Yo soy todo así, hago la ducha sea en la mañana que por la noche, mi madre cambia las sábanas de mi cama todos los días, cada dos semanas hago inyecciones de cortisona el cuyo efecto dura poco tiempo.

La ultima la hice dos días atrás." Me reporta el inconsolable joven.

"He probado de todo, también aquella crema que utilizan en Suiza por las tetas de las vacas".

Dice de nuevo con voz traspasada de dolor y sin esperanza alguna.

Empiezo a curar níquel, alergias a pólenes, gramináceas y ácaros. Observo una intolerancia a la leche y a las solanáceas, le ordeno de beber bastante agua y evitar la leche, patatas, tomates, naturalmente todos los productos que los contengas y de volver en dos semanas.

Quince días después me dice que se encuentra claramente mejor, aún no hizo alguna inyección de cortisona, las sabanas ya las cambia con menor frecuencia.

Esta vez les curo también el estómago y metabolismo relevado con un discreto desequilibrio energético.

Cuando regresa está feliz, no hizo más cortisona, pero es muy nervioso, les curo el estrés, reequilibrando el justo magnetismo energético con la ampolla Bicom.

Mientras tanto él me refiere de haber tenido una colisión con el auto, antes del reajuste psicosomático habría reaccionado mal, con probabilidad tomando a puñetes el autor del accidente, ahora está sorprendido de saberse controlar, sonriendo en el recompilar un sencillo certificado de constatación amigable del accidente.

Este es su cuento espontáneo.

En los días para seguir yo lo mantengo supervisado constantemente, la piel del rostro comienza a hacerse clara, aunque las señales de la psoriasis sean muy profundas.

A este punto, con los impulsos apropiados, paso la información adecuada a las celdas del tejido conjuntivo para una cicatrización rápida y apropiada.

Le aconsejo de hacer una vacación al mar.

Al regreso de las playas su rostro y su cuerpo han vuelto a la completa normalidad.

Me agradece conmovido, yo le explico que hago esto solo y exclusivamente por el campo de la investigación y de manera gratuita.

El no entiende razón, en forma más eufórica me repite muchas veces la palabra gracias, después me da a entender que finalmente, como todos los jóvenes de su edad, puede buscar una novia.

Esta frase me da una sensación agradable que parece salir desde el estomago hasta llegar a los ojos, un extraño y intenso sentido de calor toma posesión de mis miembros, el monstruo, así lo había puesto como apodo, me hace conmover, verdaderamente conmover.

Un amigo de familia que tiene la pasión de la bicicleta, se ha quejado de dolor de riñones qué perdura intensamente desde algunos meses.

Después de haberlo invitado varias veces para que venga a mí casa, lo encuentro en una ceremonia, mientras termina el almuerzo me pregunta: ¿"Es todavía valida tu invitación per la cura?"

"Estoy yendo a la casa, si quieres venir ahora te haré enseguida el tratamiento." Le contesto.

Le hago quitar el anillo y el reloj, que apoya sobre la mesa junto al celular, y empiezo a testarlo.

Mientras la maquina emite el pitido al terminar la terapia, el teléfono móvil suena, velozmente me devuelve las esferas para transducción magnética, se levanta de sobresalto y contesta al aparato, después me pregunta: ¿"Que tienes para reír?

"Me río para el hecho que antes me dijiste de que te requerías bastante esfuerzo para levantarte y ahora te levantaste sin problema." Yo respondo.

Se levanta y se sienta un par de veces: ¡"No siento más nada! 'Él dice.

"No exageres ahora, sino puede volverte el dolor a la columna." Respondo.

Un compañero de la clase de mi hijo tiene a la madre que a menudo sufre de dolor de cabeza.

Cuando supo que a una persona conocida a la cual con la terapia de la maquina le pasó el dolor de cabeza, pidió poder llevarme la madre.

La señora sufre de alergias diferentes a los pólenes, el conjunto de los cinco elementos descubre carencias al metabolismo y el estómago, la primera terapia es la de base, después las otras dos.

No obtuve el completo efecto que deseaba, el sintomático dolor de cabeza persistía, pero la respuesta del test alérgico prescrito de su médico a este punto da éxito totalmente negativo.

Un día me preguntan si puedo ver a un niño de dos años que tiene siempre disentería, han pasado las vacaciones en Tunisia donde el niño prácticamente tomaba solo leche.

De la prueba que le hago resulta un intolerancia al trigo, a este punto pruebo los padre, encuentro que el niño tiene la misma intolerancia que el padre que se queja de tener con frecuencia dolores de cabeza.

Después de dos citas terapéuticas la intolerancia ha disminuido decididamente y con ella también todos los problemas intestinales.

Una chica robusta hacía dieta a zona, algunas de sus comidas era de pura fruta y verdura, verificado que tenia intolerancia a casi toda la fruta ha bajado de peso eliminándola y comiendo todo lo que quedaba a saciedad y en discreta abundancia.

Un joven, que pesaba más de 120 kilos, continuaba a aumentar de peso de forma exponencial, del análisis resultaba intolerante a las solanáceas cuales las patatas y tomates, además de otros diferentes tipos de hortaliza, eliminados los cuales se encuentra mejor.

Ahora los halcones han cambiado sus trayectorias de vuelo en alto, cerca de la cumbre de la montaña.

Debo hacer un esfuerzo para verlos bien, son distantes.

La figura con el babero levantado la distingo bien.

Me enseña con el dedo índice de la mano derecha puntada al cielo el vuelo del halcón más lejano.

La cosa parece una invitación a subir más alto.

Siento que ahora es el momento de moverme, les hago un gesto de espera y empiezo a dirigir mis pasos hacia el principio de la senda.

No sé que voy hacer atrás de esa ságoma que no conozco, pero sé que si quiere volar alto ha encontrado un digno compañero.

El desafío es mi mejor gen, estoy seguro que debido a mi prótesis haré un esfuerzo hercúleo por alcanzarlo, pero sé que el camino ha empezado y tengo que recurrirlo hasta el final con o sin compañía.

Mientras tanto una luminosa luna comienza a salir de la cumbre, la luz se difunde clara creando largas sombras y siniestramente inquietante.

He visto cosas peores y he pasado más grandes miedos de este.

Continúo andando y trato de acelerar el paso, un molesto aunque ligero dolor me persigue la base de la cadera,… adelante,…. Se debe ir adelante siempre y solamente adelante.

Capítulo IX

Desde siempre sufro de una enfermedad congénita a las caderas, mi hermana al contrario no tuvo problemas hasta la edad 45 años cuando su estado físico tuvo un colapso masivo vertical.

Él en el período de un año no fue capaz más de andar, tenía dolores muy fuertes a la cadera derecha que estaban impidiéndoles incluso movimientos pequeños.

Sostuvo entonces una primera intervención al fémur, la prótesis insertada le procuró una fractura irrevocable del cuenco.

Desde ese momento fue todo un subseguirse de intervenciones, diez a la pierna derecha y uno a la pierna izquierda.

Cuando compré BICOM, pensé en ella además que a Federico, que mientras tanto se había completamente curado de cualquier forma de psoriasis, liberándose también de las muchas molestas alergias que molestaban su joven existencia, deseaba poder aliviar su inesperado dolor.

Pensé que debería tener alguna cosa práctica per efectiva para transportar el equipo donde podría haber necesidad, incluso al convento de clausura donde la joven amiga bióloga había decidido dedicar su vida y, a los dioses gustando también más allá.

Por esta razón hice construir a mi hermano y a sus amigos voluntarios un carrito en madera de caoba.

Su estructura era enteramente sin clavos para evitar cualquier interferencia con metales y reacciones alérgicas a plantas europeas.

Con este carro fui a curar a mi hermana en Milán, al principio la puse a régimen de comida, entonces curé las alergias hereditarias iguales que las mías.

Después cuando compré nuevos set de ampollas para test pude relevar los efectos de las numerosas anestesias a las cuales había sido sometida.

Mi hermana me dijo que cuando estaba sentada a la computadora su pierna se calentaba y tenía que suspender el trabajo.

Cuando compré también el conjunto nuevo para seguimientos magnéticos ambientales, descubrí una severa alergia al plástico, la sané, este problema se solucionó brillantemente.

En su comunidad había algunas monjas que tenían manifestaciones alérgicas a los pólenes.

Cada vez yo iba a ver a mi hermana tenía que llevarme la maquina, ella me proporcionaba bastantes pacientes.

Estas hermanas tuvieron todas enormes beneficios y diferentes sanaciones completas a los síntomas clásicos de las patologías alérgicas.

La primavera con sus floraciones abigarradas no estuvo más un problema, incluso si en el otoño un par de monjas manifestaron recaídas.

Entre ellas sobretodo una religiosa que había hecho antes exámenes tradicionales de los cuales resultaba la alergia a la ambrosia, una hierba que florece en el verano tardío.

Donde nosotros esta planta no existe, por lo tanto no puedo curar la persona si no tengo una muestra o una ampolla para la relevación magnéticas.

Algunos días después recibo una llamada de mi hermana, me dice que han encontrado la planta de ambrosia y se la paciente puede venir a mi casa para empezar la terapia.

Ningún problema, hago un control a la planta, la flor y las hojas.

Observo que las hojas dan un problema más fuerte, inserto la hoja en una ampolla y hago el tratamiento que resultará eficaz.

Mi hermana ha sido operada en Ravenna, en Marsiglia, en Firenze, pero el indulgente profesor de la clínica "Gaetano Pini" en Milano es aquello que literalmente la puso de pié.

Estas intervenciones tenían sin embargo una duración limitada, por lo tanto realicé a Carla, mi hermana, una cura energética preparatoria en previsión de otra quirúrgica.

En esta última intervención mi hermana no tuvo problemas con la anestesia y después de un corto período de rehabilitación la mandaron en una comunidad donde había todas monjas ancianas y enfermas.

Tan pronto como llega a este instituto recibo una llamada telefónica de de ella, para invitarme a ir inmediatamente allí, porque necesita de mí y de mi maquina.

"Calma, te vi la semana pasada y la maquina no me indicaba nada de particular y después hemos ya controlado los medicinales que tienes que tomar y son todos positivos."

Yo le digo.

"¡Pero no es para mí!

"Encontré a una compañera de clase que es enfermera en este instituto, está llenas de manchas en los brazos, yo no he visto nunca nada de similar, pienso sea una reacción alérgica muy fuerte."

Ella confirma.

El primer sábado útil me dirijo a Contra, un entorno claramente relajante, en colina, rodeado por plantas seculares.

Hago el test que evidencia una notable presencia de metales pesados, especialmente paladio y cobalto.

Pregunto a la mujer si se ha sometido a quimioterapia.

"No" Ella me responde.

"Pero sin embargo acompaño a las hermanas que hacen estas terapias y para ser sincera la cosa me pesa."

Hago la terapia, las manchas desaparecen en pocos días.

Mi hermana me recomienda de volver a verla con la maquina, porqué en este casa di ancianas hay una enfermera secular que presenta manchas similares, el test confirma los mismos problemas.

He conseguido la confianza de todos, en manera particular la de la enfermera eso que me pide de verifican especialmente a un viejo con muchos problemas, entre los cuales el insomnio y la continua lamentación nocturna, cosa esta que también molesta a los demás internos del instituto.

 Tiene problemas alérgicos a los ácaros y a los pólenes, verifico los medicinales y entre ellos hay un producto que resulta especialmente negativo.

Es un producto común y la enfermera me hace intentar probar otro producto que resulta positivo.

¿La diferencia entre estos dos productos?

El primero es un producto que pasa gratuitamente el seguro medico el segundo es a pago con principios activos claramente más adecuados.

A este punto es suficiente suprimir el fármaco y efectuar la terapia con resonancia magnética negativa, el efecto es sorprendente, la paciente después de dos días empieza a dormir la noche y de día es mucho más activa y disponible.

En otro caso, una persona que tuvo problema debido a un tumor, debe rehacer la operación.

Mi maquinaria no me señala ningún problema, ninguna celda degenerada.

Le hago presente esta cosa a la enfermera, ella me confirma que también los exámenes tradicionales no notifican ninguna enfermedad en curso, pero la intervención hace parte de un programa preventivo.

A una familiar de mi esposa está diagnosticado un problema al pecho, por lo tanto debe someterse a una intervención.

La mujer no está mucho convencida y me pide una opinión.

Yo especifico a la señora que no trato estas cosas, puedo hacer sin embargo una prueba con el birek, la prueba confirma la presencia de celdas degeneradas y por lo tanto recomiendo a la incrédula paciente que debe confiar en sus médicos

Un hombre de 40 años dice que tiene dolores en todos el cuerpo, efectúo el test de los 5 elementos, encuentro que el mayor desequilibrio biomagnetico se encuentra en el aparato de la masticación, más localizado en lo que concierne los dientes.

Yo le pregunto cuándo fue la última vez donde el dentista. ¡"Nunca!" él responde.

A este punto no hago tampoco la terapia de soporte.

Lo encuentro un par de semanas más tarde, se acerca y me dice: ¡"Me trajiste mala suerte! "He tenido que ir donde el dentista dos días después de su control, ha tenido que quitarme dos dientes y curar cuatro.

"¿Piensa usted realmente que los dientes enfermos sean cariados en aquellos dos días?".

Yo lo respondo.

Se me presenta una pareja joven con una niña que tiene de tiempo problemas respiratorios.

La niña comenzó a tener problemas en Septiembre, por pocos días ha ido al jardín de la infancia, estuvo mal en Octubre y Noviembre y por este motivo han empezado a hacerles varios exámenes y hospitalizaciones.

De diciembre a febrero la pequeña nunca ha salido de la casa.

En un día de sol la niña ha salido al jardín y se han despertado todos los síntomas causado por ataques de asma fuertes.

Ha sido nuevamente internada en hospital, pero desgraciadamente no había ni remedios ni prospectivas que podían hacer esperar en una recuperación.

Siendo que se habían enterado que había sanado dos niños por el asma me pidieron de darles una opinión.

El test general dio una incompatibilidad a cargo ambiental muy grave, en manera más específica tenía una alergia imperiosa al ozono.

Era la primera vez que encontraba este elemento como alérgeno patógeno, a los padres dije que no tenía la más mínima idea de lo que implicaba esta alergia y de dónde tuvo origen.

A la niña hice sin embargo la terapia de desintoxicación al ozono y prometí comunicar a la familia cualquier cosa hubiera tenido conocimiento al respeto de este extraño tipo de alergia.

Algunos días siguientes el papá de la niña me dice que él también hizo algunas investigaciones de las cuales resulta que las piedras de toba (tufo) pueden producir ozono.

Además me confirma que en el mes de septiembre, con este tipo de piedra calcárea, hizo construir un pequeño muro de altura 60 cm para ornar la callecita que lleva a su casa.

Ahora estaba preguntándome si debía quitar estas piedras para evitar recaídas alérgicas.

Al haber curado el ozono reequilibrando los parámetros de defensa al elemento en objeto, sin embargo la niña no debería haber tenido otros problemas.

La terapia había durado cuatro minutos y era repetible en caso de necesidad.

Han pasado dos años y yo no los vi más otra vez.

Una señora que vivía cerca de mi casa paternal, me dice que tiene a un hijo hiperactivo que crea no pocas inquietudes.

Cuándo lo vi la primera vez, yo hacía no más test alimenticios y no encontré nada de particular, pero cuando compré los nuevos test pedí de verlo otra vez para hacerles nuevas pruebas.

La madre me dio la licencia para hacerle el nuevo test por solo dos minutos, durante los cuales observé una buena alergia al níquel.

No pudiendo forzarla a curar al hijo con mi método terapéutico dejé perder.

Más tarde me enteré que el hijo aumentó en forma exponencial.

De una investigación personal que hice resultó que otro niño muy pequeño en la ciudad de Milán sufría de hiperactividad textualmente diagnosticada.

Lo estaban curando con sedativos potentes que le repartían con regularidad.

Me puse en contacto con la tía del joven paciente que me había hablado de este problema dándole la dirección de un pediatra en Milán que utilizaba la biorisonanza como regular metodología terapéutica, supe más tarde que este partidario de Hipócrates curó al niño satisfactoriamente.

Capítulo de X

A un curso de refrescos adicional hay otra vez el alemán de conferenciante, eso me pregunta cómo van las cosas y uno deja asombrado lo que yo realizo control y terapias en su mayor parte solamente en asuntos alérgicos.

Explica sin lo que este coche le puede verificar el estado de energía de yin y yang, verificar las condiciones biológicas para lanzamientos de órganos, mucha cura de programas ampollas el la frecuencia es bastante cicatrices de cura, adhesiones, la depresión libera de los bloques de energía a la firmeza, mejora la absorción de proteínas y ácidos.

Entre asuntos de lanzamientos vienen las preguntas formuladas en el celiachia, con gran maravilla el conferenciante alemán permanece estupefacto cuando él descubra que en Italia coeliac no se vuelven laboriosos, pero el el servicio de salud suministra las comidas especiales como terapia.

Al curso a le reparten una despensa que quiere ser de espuela para los colegas que participan en investigaciones de tarea y confirmaciones de hallazgo en la utilización que yo practico alguno potenzialita 'medicinal del biorisonanza electromagnético.

En los siguientes días, yo releo los manuales con cuidado, en una forma particular qué eso cordialmente las terapias que no hacen necesitan la utilización de ampollas a yo comienzo a probar s los coches verifican que el estado triste, los golpes y mucho otro anclan.

A propósito de ensanchamiento de investigación y para aumentando de mi conocimiento personal, yo decido participar en un seminario en el celiachia que uno realiza con la universidad de los estudios de medicina en Brescia.

El asombro de expresos de hablante que refiere a la colección dada eso suministros para los que el número paciente con celiachia, incluyó anualmente un censo en el territorio de la provincia, sobre el mil contra el cuatro para mil del promedio nacional aquí.

Todo el mundo entiende que en su lugar todo él entiende algo consistente con la información me obtenga dé prueba realizada en el arco de todos estos años de investigación, ayudada por el biorisonanza electromagnético.

De mis experiencias personales en este específico de sector de investigación con respecto a intolerancias comida particulares, yo me puedo confirmar solamente qué todo viviendo en alguno Valli Bresciane atado por grado de relación o consanguinidad dejó sólo que la mayor parte que el otro examinó poblara, fue el presenta uno bueno tolerability al trigo y así el signo menos somete al celiachia.

Entre él yo podría verificar una familia con problemas claros de intolerancia a la nota graminacea, el padre coeliac tuvo una forma de psoriasis, mientras la hija con lo mismo la patología no estuvo regalando ninguna consecuencia al tejido cutáneo.

Una chica de 30 años me dice que su celiachia es desenfrenado como él.

Para problemas inherentes al mastication, él tiene de forma inmediata una intervención importante y delicada al arco dental superior.

Por razones evidentes y 'forzado modificar el compromiso de todos los ingredientes de su régimen normal, alimentándolo solamente con comida líquida, no conteniendo' 'los pastas de pan.

Cuando él comenzara otra vez a alimentarlo normalmente resumiendo estos elementos, los problemas de estómago y el diagnóstico siguiente de celiachia son emersed.

En ese período en que yo estaba haciendo prueba única allergologici en los pacientes, en la mayoría de el estaba destacando la intolerancia al trigo para los coeliac y al grano el asociado a otro alrededor de 30 alimenta tipo y la naturaleza de varios personas.

Haciendo publicidad como se asegurara por ahora, puede para hacer que la gente consuma dispar tantos elementos de varios pueblan tipo de las calidades no siempre edificatory.

Este y' de pues si es ya pesado la cosa pero él contrata tonos que importan cuando uno puede a fabricación consuma un producto de valor dudoso o aún perjudicial a un consumidor normal que sin embargo coge si el germen del celichia.

Y 'conocido tanto que los abuelos son los testigos influirables majors en la salud y la' integridad completa de 'nietos.'

Aquí lo que una señora mayor introduce puntualmente, al estudio cogido por un niño, aproximadamente en los cinco años.

El birek confirma la intolerancia clásica los inicios de trigo pero él sí ruidosamente para ocurrirse en un horizontal, tan imperiosamente a negativo, que la forma cuando yo verifica un tipo particular de chocolate a el arroz con regularidad mercenario en farmacia, como integra producto de alimentarnos para chanza.

Yo a este propósito, me levanto yo entro en la cocina y llevo algún chocolate amargo muy normal al 75 %, este antidepressant dulce inalienable y apreciado hubo comenzado ocupando se hubo puesto el espacio de nuestro fridge cuando Federico a régimen para su intolerancia pesada.

El birek en el producto nuevo obtenido de mí ahora da un positivo vertical y así bastante señal intensa.

Yo hube pensado siempre que el chocolate diera una inclinación particular al regocijo, pero yo no supe que sin ninguna duda lo que triunfó supo una vez, para hacer que las dos grandes lágrimas corran como grandes gotas a que también inscribió en boca una parte más estrecha único pequeña describe a.

Entre los primeros casos qué hermana de mina me obtuvo allí es una monja la presencia de puntos de ebullición enormes marrones era que sufre ellos estaban casi cubriendo el cuerpo visible y decididamente más en los brazos en pleno de varios problemas, entre que.

Este religioso estaba enseñando en Milanese, estaba diciendo él hubo tenido algunos episodios de hinchazón además de este problema al rostro en varias oportunidades.

Ellos los costumbres pesados ocurrieron a Sciacca en Sicily donde provocó él hace algunos tratamientos de balneario, después en un convento en Apulia.

Hubo entonces una casa en el lago en Como, en donde uno estuviera provocando realiza los ejercicios espirituales, él estuvo allí realmente mal.

A la prueba yo observo uno alergia acusada al níquel y el árbol aceitunado, el primer presente en el tipo de cubiertos utilizados comúnmente para postergar, mientras durante el segundo v' no es región de duda, los lugares frecuentados de ella tuvieron la presencia masiva de árbol aceitunado árboles en consejo.

Al la confirmación de cuánto de mí expresó a la monja con cabezadas de tono calmadas en dicho de asentimiento: "Ahora yo entiendo que por qué cuando yo me haga otra vez mi casa yo estoy bien, en mi familia allí es 'la costumbre tradicional para almorzar utilizando cubiertos en plata."

Su intolerancia resolvió con resultados excelentes.

Yo voy y hago visita de condolencia a la chica de la madre de un afecto a la Operación Grande, muerta tras varios chemotherapeutic de intervenciones y tratamientos cadáver de Mato.

Conocer al padre tiene varios problemas ella invite a los padres, algún día siguiente cogerme a la chica me dice que el padre no está listo para hacer cuidados o prueba de ningún tipo.

Yo lo siento.

En recompensa el diálogo entre yo y la chica siguió con cuidado por otra persona que me pregunta si yo puedo hacer cualquier cosa para su padre, puesto que él debería someter quimioterapia para problemas pulmonares.

Yo lo confirmo es ser mejor en forma primero afronta este tipo de terapias y da mi disponibilidad para visitar al padre.

A la primera cita las celdas destacadas realmente degeneradas y las alergias a los ácaros vienen.

El paciente se declara tener problemas de respiración y hace continuos estornudos en el arco de tiempo corto.

Yo hago la terapia con olas de reverso para los ácaros y además uno cura de soporte.

Lo siguiente de mes, uno de estos días el paciente vuelve antes del segundo ciclo chemotherapeutic para el tratamiento terapéutico preparatorio.

A este control uno no observe presencia de celdas degeneradas, más pero problemas modestos al estómago y el metabolismo.

Él solo dice que me que los estornudos redujeron a dos o tres al día, la respiración es bastante mejorada y crisis de wheeziness para carencia de oxígeno que estaban forzándole a varias paradas para ir arriba los peldaños, son de reducido mucho son al lo que fuerza número.

En los meses seguir el paciente y' bastante mejorado aunque el coche para biorisonanza electromagnético observe carencias al estómago, él no aprende puntualmente que duele en el contrario lo que refiere el apetito ampliamente volvió.

La hermana de un familiar mío se operó para un tumor al pecho y hace esfuerzo de mover los brazos mucho.

De el mi primer detalle control póstumo residuals de anestesia, cicatrices curadas mal y depresión ansiosa entienden a un buen nivel.

Yo hago el cuidado con olas invertidas, utilizando las ampollas de la anestesia, la atención a las cicatrices y la depresión.

A la visita de control, los médicos la hacen los cumplidos para cómo que la herida echa curaron.

Después de que la hora me telefonea diciéndome: "¿Hice yo la quimioterapia, juego yo cuatro días que yo soy peor, puede usted hacer algo con su coche?"

"Si él viene mi casa que yo pruebo nosotros." Yo respondo.

Durante la terapia optimizar el estómago y el metabolismo, yo veo que uno del paciente enciende rostro de painstricken, su chica que me mira me reparó en los ojos que él susurra con undertone pesado: "Yo escuché la parte superior de el cuerpo estuvo asiendo algún estómago ahora como una mano cómo de enchantmentchase que yo oí la mano aflojar la retención."

Este y 'el testimonio directo de de él.

Él viene de mí un retirado de en Milano, con un fuego rojo lleno de color, me dice: "Yo hice la renovación de la licencia, ellos verificaron la vista y audición pero mi problema está en las manos, ellos están llenos con arthrosis y yo hago esfuerzo de moverlos."

Y' la primera presencia en el organismo de niebla espesa con humo que yo observo a la prueba además de residuals de anestesia total, caso, intolerancias de comida diferentes, alergias difusas a pólenes graminacee, ácaros y el E310 anti oxidative.

Yo trato todas las inestabilidades con frecuencias de poder igual, pero usted invierte.

Después de que dar las graciasme uno de estos días me telefonea: "Lo que más me hace feliz es que yo puedo ahora abrirme y cierro las manos sin esfuerzo."

Yo probé, la sierra conocida y analizada realmente bastante la gente de cuándo hago yo busca en el campo de medicina alternativa, pero toda esto multitud que también me roba hora y robando energía a mi equipo a olas magnéticas me dieron mucho en campo humano.

Yo no quiero hacer un sabio corto en la solidaridad, sería superfluo, yo limito a escritura una cita famosa de un santo conocido y reciente: "Hay orejas elevadas y hermosas a la vista, pero a menudo las curvas y el signo menos son las orejas en vista, aquellos qué parezca a necesidad que se preocupa de estar más lleno que granos.

Y es para esto la fruta abundante se fuerza que que hace reverencia coger plenitud de término su completa madurez.

Capítulo XI

La subida de principio a una montaña elevada, la mosca encima de terraplenes y los llanos escuchan la mañana de brisa para envolver el rostro que sube a para que un en mala senda de condición de montaña haga una regata al solitario seguir la huella de los delfines enamorada o todavía y todavía y todavía.

Aquí lo que yo estuve soñando de niño.

Esta desventaja a las caderas de las que yo tuve tan testamentario legado mi familiar de herencia genético después me llevó en los años para venir a la necesidad de ser expuesto a varias operaciones a las caderas.

En uno de los controles de rutina, el cirujano me dice que no hay prisa hacer la operación, sin embargo vista que los problemas familiares me recomiendan a me puso en stand- por y cuando los dolores hagan caderas incesantes e intensas a la noche querrá decir que yo estoy listo para ser expuesto a esta manipulación nueva quirúrgica.

Yo pensé que yo debiera presentar a mí mismo como primera intervención a la derecha pierna mientras tras un par de años fue su otra pierna hacerme siempre varios mundos terrenales.

Fue en el hospital hacer el refugio de presión las visitas comunes genéricas con que confirmar el estado de conformidad de salud, análisis de sangre, radiografía del tórax y cardiograma anexan.

Cuando él me visite el cardiólogo me pregunta si yo soy alérgico.

De hecho en el brazo en donde lo hicieran la retirada hacer las investigaciones analíticas allí está un gran hematoma con hinchazón de la capa subcutáneo.

Ella lo que no dejar asombrado poco, en casa estuvo laborioso todo las alergias con Bicom y esperado haber resuelto cada tipo de factor debido alérgico temerario.

Entonces yo voy y recupero el birek yo tengo en el soporte del coche aparcado en la vecindad del hospital, regreso en departamento, yo verifico.

De la prueba entiende que yo soy incompatible el tipo de desinfectante utilizado antes de la retirada.

Yo puse un poco en una ampolla y llego atrás al ortopedista definir las modalidades de la intervención.

Yo pregunto si yo puedo verificar un prothesis, el cirujano, no gustaría ser alérgico.

Su respuesta a aunque amable él me haga sepa con tono calmado, pero establecido lo que él no entiende solo fueron allí casos de alergias claras a los elementos constituyendo la parte íntegra del prostheses que yo debería hacer que mí mismo inserte.

El tantalio y los elementos de titanium son casi completamente anallergici y entonces y sella prostheses debajo vacía espacio.

Diga que yo no hago que la necesidad de abrir acomodación, con la lata de birek lo verifique de todas formas sin manipulación el médico una parte de cubierta de custodia.

Guardar en la otra mano el desinfectante uno hacen que esto pruebe con El birek   Lo que da negativo indica con su movimiento golpeado ligeramente horizontal característico.

El conferenciante perplejo lastimero pregunta por mí con el aire a este punto: "¿Puede yo también pruebo o lo que piensa la mano suficientemente tranquila no tiene?"

El birek también trabaja perfectamente en mano al médico de cabeza establecido eso cabezadas en asentimiento con la cabeza entre el aturdimiento los incrédulos y y añade que uno nunca termina para aprender.

Haga la terapia al operar presión antes de hacer la intervención yo entonces entro en el hospital y puedo obtener una habitación a pago, experimento con preparación serena psicológica la intervención.

Al primer día no tenga fiebre el segundo día dos líneas y el tercer día cuatro.

Yo esa mañana realizo la prueba automática y observo a un serio residual a la anestesia total con el birek.

Yo llamo a mi hermano y pregunto para cogerme la tarde lo planea para el biomagnetismo con todo el equipo Bicom.

Yo realizo la terapia de la anestesia y curo la cicatriz operativa, del día siguiente que yo no tengo una línea de fiebre, más ellos llevan los puntos al undécimo día y yo venimos tres modestos días antes del período previsto y natural en funcionamiento de correo de esquema de curso de cama.

La rehabilitación yo ella hizo en Brescia, curó las adhesiones y fortaleció los tendons, entonces cura de músculos inicial, tendons y ligamentos son ella mismo lo que yo hice la semana siguiente.

Bicom visto estaba dando a las mismas frecuencias continuamente cada prueba de la tercero semana en que yo inserté la patata frita que memoriza las frecuencias.

Esta patata frita es grande como una moneda de dos Euro, no, está dos dedos aplicados bajo el ombligo con el yeso adecuado y continúa al repetir las mismas frecuencias, en continuación fuera cambios secuencial o cambios al cuerpo.

Qué publicó algo ellos respondieron de forma inmediata desde el segundo día, porque la piel a contacto de la patata frita se hubo puesto roja y ella estaba dándome una sensación ardiente fuerte.

Yo llamé el representante que me aconsejó insertar una capa fina de gasa entre la patata frita y la piel así.

Todo los días en que yo estaba verificando la patata frita, el Birek estaba siempre dándome el vertical y tan positivo movimiento.

Esto duró durante alrededor de dos meses.

Mientras tanto yo estaba probando caderas con los cinco elementos pero yo no necesité ningún tratamiento.

La cosa resuelta en forma completamente satisfactoria con menos en que los traumas envían operadores, marca reconstruida bien pero encima todo en una hora increíblemente corta, este a también dicta a algunos médicos eso hecho las visitas siguientes.

La hora sometió más tarde la segunda operación.

Esto me cronometra ellos conectaron a un poco de tanque que estaba saliendo otra vez despacio un analgésico yo sufrí tanto que menos duele de el tras intervención.

Ellos descargaron en una prisa, los médicos eran él mismo eso hubo compuesto el equipe operativo de la primera intervención que me dice yo conocí así qué hacer para reducir el período de rehabilitación a el mejor.

Y 'difícil búsquele a buenos jugadores de señora, pero en la montaña en un apartamento cercano hay afortunadamente mi herrero de amigo.

Durante los festivos días de agosto haga desafíos largos e interminables, el hecho que nosotros somos más o menos el juego más interesante devuelve al mismo nivel.

Cuando uno de el dos pierda varias coincidencias él significa no es a el mejor o hay algunos problemas.

En uno de estos días Fausto las liebres no ganan uno, por lo tanto él se vuelve espontáneo pregúntele: "¿Qué problema tiene usted hoy? Físico o mental

Respondido e 'inmediato ella: "Físico yo hago esfuerzo de andar, tengo dolor que abandona de la espalda a la derecha pierna hasta rodilla."

"Y 'mejor para para y ve lo que me dice el coche."

Yo respondo.

La prueba de los cinco elementos me da producto químico y al entrar por en las ampollas se cargan el conjunto de la resonancia de hallazgo de embarques ambiental al bifenilo.

Y 'la primera vez que yo encuentro este elemento y durante la terapia pregunto lo que hizo él en el día y con qué vino a estar en contacto.

"Ellos estuvieron en yarda para soldar dos cosas, yo utilicé unos pastas para soldaduras, el trabajo era pequeño y aunque lo consulten para utilizar los guantes yo lo cogí con un dedo pero lo que era de un minuto."

Él responde.

El día Feliz siguiente por la primera tarde dada esa pastas soldando.

El birek la indica como es muy negativo.

Yo planeo el coche con señales de reverso a las frecuencias en ayuda y BICOM me da tres minutos como terapia que yo aplico inmediatamente.

Tras la terapia el Birek no yo de más ningún resultado.

El día que sigue al tratamiento Feliz es claramente bien.

Ella siempre a la montaña viene a buscarme un familiar con esposa e hija, la ventaja de toma de la oportunidad de probar todo la familia, la investigación quiere sus conejillos de indias pero encima de todo él no conoce' paradas, 'de' de partido.

Al marido yo busco a disequilibrium frequenziale al hígado y la firmeza.

Él confirma los continuos uno problemas con la espalda.

La esposa presenta algún problema alérgico de entidad ligera que yo curo.

Para terminar, a la chica que coge gafas vistosas oscuras, yo descubro los problemas mismos alérgicos como la madre, además de frecuencias de adúltero para estómago y órganos de sentido.

Yo no tengo preguntas preguntada en lo que concierne aquellas gafas insólitas la oscuridad alguna mujer joven porque adolescente nunca saben cómo tomar prestadolos.

El día siguiente que la madre de la chica me dice que la hija es muy mejor, los ojos no son más rojos, ellos eran dos semanas que estaba poniendo algún más de música celestial por un día a alivie quemándose.

Operaron a un hijo de un familiar al tendon de Achille, de dos meses una herida uno no cura, con el coche rifrequenzio tiene las celdas suprimir los aftereffects de anestesia y para la recuperación correcta del funcionamiento marcan.

Después de que tres días que la madre me telefonea la herida cerrara completamente, algún día siguiente reconfirms el resultado excelente y duradero de la terapia.

La senda delimita a los lados por plantas numerosas de mughi que exhalan un perfume fresco y medicinal, intenso como lo que de sirope de niño yo estaba llevando para calmar la tos.

Para golpes ciertos que el lado izquierdo pierde una parte debajo de barranco en la piedra vacía espacio.

Eye-catcher a de cubierta de placer intensa no es por supuesto a la noche enviada alguna luna, qué mismo de niño yo estuve observando mientras él estaba rastreando las sombras en el arco ade, una senda de montaña inaccesible con golpes largos arduos y peligrosos con la luz única.

Encima de todo para uno como mí, que del walker yo no he tenido nunca usted tampoco proporciona a las piernas aún menos.

Yo sin embargo lo escucho vale la pena él es como si yo atrajera continuamente por la figura eso me precede y qué hora parece haber perdida un poco de la ventaja eso él estaba preservando en mí.

No son capaz aún para reconocer la forma pero yo tenemos la intuición instintiva eso yo no puede no hacer nada de entonces yo continúo mal, con el orgullo triunfar para que los primeros turnos en mi vida de treparme para record y uno de inclinación empapan de esa montaña, qué yo estaba viendo de la ventana de mi habitación en h de mis padres ouse.

Ella desee siempre que desde niño … sí aquí un eye-catcher no mencionara en la lista de mis aspiraciones, colgaduras de empuje en principios inexplorados y virgins del planeta vea los eye-catchers de vecino de anterior parecer inmensos, el pueble su asustado Para que el nunca visto sus ansiedades hasta cierto punto y yo de anterior   Y entonces … un las fabricaciones de nota pierden el contacto caprichoso con el improbable, la realidad es dura y dolorosa.

Allí son los individuos a lo que ellos hacen grandes sombras el anochecer que da en que los hombros al sol mientras él desciende me han abandonado siempre en el interior de un sentido de espacio vacío doloroso, quizá porque yo no he sido nunca un espíritu cínico, yo nunca he querido la declaración realmente o él busca la a cada yo los turnos de coste pero este escuchan eso allí y' una parte cosa para hacer   Y hacerlo de forma inmediata es necesario.

Una puntada atroz a la cadera sacude mis miembros: "Yo faltaría solamente para quedar verificado aquí, ahora ellos encontrarían por supuesto la Primavera próxima otra vez." Yo pienso.

Yo comienzo a reír de sabor, la época de mucho que yo no estuve riendo así.

La personalidad extraña que precede mis pasos gira hacia mí, él con la mano derecha hace un gesto nuevo, me desea claramente seguirlo.

Yo levanto, paso las manos a los pantalones para sacudir el polvo, yo asgo los dientes y comienzo otra vez yo suavemente no juro moverme, qué este los turnos no abandonan.

Capítulo XII

En el período de los festivos días de verano, durante las horas más caliente del día en que nosotros éramos naipes en la logia.

Que sombreado y seguro la logia fue un poco nuestro refugio secreto, estuvo bien lejano de todo y de todo.

Él era como si nada podría tocarnos cuando nosotros estuviéramos allí.

Entonces hubo bastantes otros niños, uno siempre conoció qué hacer, cada coincidencia tuvo su hora y cada día su sentido.

Ellos estuvieron allí todavía todo, nadie hubo abandonado todavía, allí mis amigos italianos, Máximos eran los padres, el olor de el sólo hierba de corte, el ruido sordo del martillo que estaba venciendo la hoz, el heno cogido en hombro al herdsmen para harto las bestias, hacina y mucho otro afronta eso blandamente blandamente durante todos estos años contornos perdidos y sombras.

Él era como si toda la hora todavía tuvo a disposición, nosotros podríamos acordarnos también el lujo para gastar una vasija.

Negli cualquier lì da un asegure pronto velocidad de passati e silenziosi venga multi, micra de amici pronto reso conto ella época de non così, non è così, non sarà mai più così.

Durante los rígidos inviernos en que que estaban atormentando los valles de Brescia, los compañeros valientes que ellos fueron a menudo invitándome a jugar cuadra, él era al calor y no fue faltando la compañía sin ninguna duda.

Los trajes que yo estaba llevando se cosieron en casa y fueron siempre completamente y en orden perfecto de modo que lo que inicial cercano tuvo me apodó "el empiece."

Ella y' siempre convencido yo no entré en la cuadra para jugar con otros niños porque yo tuviera miedo a sencillo sucio pero en ese momento refinado tenga se vestido eso mi madre puede manos fui la costura yo en cómo estuvo una segunda piel.

El hecho de la materia y 'eso yo en la cuadra no jugar nunca fui a allí porque yo no estuviera soportando' el olor de 'las bestias.'

Olor tal era tan intenso él estaba impregnando los vestidos, usted durante días en tuvo noticias de él, estaban cogiéndolo en como si era un pecado.

El azul de coche que estaba transportando a los trabajadores al regreso desde los turnos de jardines de valle de día laborable en las fábricas del fondo estaba alcanzando 18 y treinta.

La parada de autobús fue a empezando en país, nosotros niños fue el encuentro la forma de calle que estaba separándonos de nuestras casas a nuestros padres para que coloque.

Una noche yo llegué tarde, yo fui arriba otra vez los trabajadores, con en su gris, todo las mismas chaquetas, procesión, yo puse la mano en el mi mayor primo, mano él yo hube cambiado por mi papá, él tuvo la misma altura y la misma calvicie.

Yo llevé la mano de pulsación y continué al andar entre las risas y los comentarios de todo.

Mi pasión para la medicina no tradicional nació sin ninguna duda para necesidad aunque yo pueda ahora con la seguridad afirmar ella ocurrió un rectifique y su pasión.

Para que un a lo largo de un período de mi vida, no fue capaz de levantar la mano derecha destruirme el atrás o simplemente peíneme habido se hecho empresas estoicas en todo los sentidos.

Yo hice radiografías y echographies, ningún examen hecho estaba indicando problemas particulares.

Un día del que yo saqué a mi madre in-law de un fisioterapeuta en que que estaba utilizando técnicas del este.

Nosotros no tuvimos ninguna cita, él nos hubo dado una invitación así en fecha siguiente.

Quince conseguido posterior que sigue días, esta hora visitada regañándome el hombro y la clavícula con los dos pulgadas.

El terapeuta tras esta operación me invitó a levantar el brazo, yo lo levanté despacio, yo estaba esperando que el dolor intenso común parezca, fui en su lugar capaz de extenderse el miembro desde entonces encima de la cabeza, completamente.

El fisiatra no convencional en signo menos que un minuto hubo resuelto un problema que era duradero durante meses, acosando mi mente y reduciendo las capacidades de movimiento de mi cuerpo.

El otro después diferente girado por este curador extraño para problemas a la espalda se volvió otra vez puntualmente resuelto mientras para las piernas él me dijo claramente lo que no podría hacer nada a todo.

El fisioterapeuta me dijo más por que ella lo que mejor habría sido hacer también una parte sentada de acupuntura, para optimizar el resultado obtuvo con las manipulaciones sencillas.

Desde mi dentista y otro médico de mi conocimiento, ellos fueron progresivos además en medicina y la cirugía, las caderas en acupuntura, organizaron el comienzo de un estudio que estaba haciendo al mismo tiempo da masajes y tratamientos de terapia con agujas a puntos y zonate.

Creado una asociación sin caza de ganancia cuyos socios podrían coger cuidado a precios contenido y en ayuda perfecta especializada.

Pues los lengthinesses burocráticos, inherentes al desarrollo de un estudio capacitado para este tipo innovador de cuidados, decidieron cerrar el estudio que me dedica únicamente a las búsquedas en la efectividad de los tratamientos de biorisonanza electromagnético.

Cuando Federico tuviera la psoriasis, el primer día festivo después de que la escuela hubo sido siempre el mar generalmente en Marcheses, hora que esta enfermedad era inactiva, yo comencé a pensar en el crucero fatal en los mares del norte Europa.

Il viaggio en olores época de renne de di sempre declara un desiderio ia débil móvil libertad de al de andare de personalmente la micra de non de d'estate convenció di tanto, noventa planta, no ve de più la, noventa empiezan ingrediente de gli renta tutti ella secondo yo anuncio de espora de davano una libre qué respetos estaban viniendo a faltar teniendo esto viajan en huellas de Fogar.

Nosotros sin embargo salimos de Milano, con un calor bochornoso y llegamos en Amsterdam aceptados por una tormenta potente que estaba pareciendo ayudarme en el soporte lo que son anillos de boda característica de uno día festivo apropiado.

También el termómetro del aeropuerto que algún norte de capital estuvo confirmando mis grados de la marca 15 de theses en menos que en Milano.

En puerto de Bergen noruego se ancla un sailer muy hermoso, un cuatro planta con árboles de '800' fino, 'entonces' nosotros visitamos el permiso de ciudad para fiordo de Geirarder.

Y' al impresionar la cantidad de agua que se descarga en el fiordo durante el período del deshielo, de cada lado nosotros observamos cataratas unbelievable, el hermoso más es eso bastante "velo de novia" bautizado.

Llegue a las islas Oer Lejano, islas salvajes completamente verde pero sin árboles.

Las casas tienen la hierba en los tejados, hay oveja en todas partes.

Con el mapa yo voy a la oficina postal como el coleccionador de sellos, pero él tiene el Sábado y cierra.

Federico quiere ver el estadio en donde Italia jugó, cerca de allí hay cuatro patada en donde diez juego de niños lance.

Acometa atrás a almuerzo en el barco, por la tarde en que uno comienza a ver un poco más que la vida.

Yo pregunto si él coge un círculo de la isla, él a su hora y para toda la respuesta pregunta por mí si yo quiera continuar en el otro para hacer isl y un conductor de taxi.

Yo pienso que mi inglés no sea de mala gana tan mejor.

Con el mapa en medio las manos insisten para hacer un círculo de la isla que eso en todo es 15 "st1:metricconverter w:st=" largo en "kilómetros ProductID=" 15 kilómetros.

Establecido el coste del paseo, el taxi coge varios hechos panorámicos de la isla insólita, nosotros representamos cerca de pocas ruinas normandas, cuatro apedrea un final a el lo que el otro nulo tiene a qué participación fuera con una playa hermosa blanca envuelta por agua azul y con una visión inesperadamente vivida de un arrecife de coral.

A un golpe el coche para delante de la entrada de un tunel, el conductor nos explica qué tunel submarino eso conecta este a otra isla es.

Yo permanezco estupefacto.

En estas islas perdido en donde las ovejas lisas protejan del viento escondiéndolo en el traspasado de dolor de roca, 15 islas en 18 están conectadas en medio de de ellos con carretera de tunel y bajo la línea de flotación de la última generación, mientras nosotros en Val Trompia de fábricas más prestigiosas, el país de la península que nosotros hubimos esperado el Mesozoic construyendo en una alternativa de calle a eso hoy es supertrafficata eso nos conecta en Brescia desde años.

El cielo permanece gris, nosotros vamos hacia Islandia.

Exceda el círculo polar ártico, aunque no nosotros todavía serremos el sol de de medianoche él es siempre claro y uno las labores coger duermen.

El alcance en el Norte de Islandia que cubre un fiordo, ese Akureyri dado, sin nunca ver los bancos, debido a la niebla perenne y gruesa que envuelve las tierras apareció estas latitudes.

Coja un taxi que nos lleva para ver algunas cataratas rodeadas por verde de extensiones ilimitado, en qué roce de rebaños impresionante sin prisa de caballos y vacas aquí.

Por la tarde uno levanta la niebla y nosotros permanecemos sorprendido a la vista de los grandes volcanes con los principios completamente cubiertos por finalmente nieve fresca.

El día siguiente llegue a Reykiavik, nosotros vemos finalmente el cielo otra vez azul intenso el único centelleante se refleja eso en el mar y la temperatura que alcanza los veinte grados.

Durante el viaje de regreso cambie las fotografías con otros turistas de compañeros de aventura, yo unstop una botella de vino ganado a un juego de salón a qué yo fui participante en el barco.

Yo observo que uno de él no bebe a la pregunta: "¿Es usted sobrio?"

Él me responde: "Me gusta buen vino pero yo comí alguna carne de vaca a los hierros antes de que yo casa y borracho de buen vino sea sido muy malo. Yo no oso desde entonces más beber vino.

Yo no no puedo hacer un poco de control a este punto.

Yo digo que yo hago un anillo con los dedos que alguna mano derecha mueve lentamente y medio y pregunto colocar su otra mano sobre la barriga.

Mi improvisado y al confiar el amigo pierde el cierre de los dedos, fuerza, de hecho con un esfuerzo mínimo yo puedo suprimir el contacto del extremo de dos ejércitos eso uno era antes de aplastarse con vigour extremo.

Preservando inalterable la posición de los dedos que forman anillo, la invitación poner su otra mano en el muslo, fuerzas que recupera y este no gira pueden a interrumpa el circuito de fuerza esencial que los dedos se organizaron.

Yo puse un vaso lleno de vino en la mano izquierda, pregunte para que a de anillo de airfare con los dedos de la mano derecha, texto con mis manos que ella fuerza eso y este parecen en fuerza llena yo entonces llevo el cinturón de cuero, lo coloco en el de él ella pasa sustituyéndola al vaso de vino, esto giró el anillo da con la facilidad extrema.

De la prueba sencilla que chinesiologico infiere que el paciente es los presentes de organismo de examen aclamados una intolerancia a la carne bovina y no, como en prioridad supusieron para beber encantados por griegos romanos, héroes y aún déle una parte.

A este también dirija a la esposa que una parte desconcertó alérgico pregunta ser expuesto a la prueba sencilla para verificar las intolerancias de comida.

Yo le digo que ponga la mano en la barriga, el anillo se abre, él pone la mano en el muslo, el anillo se reabre con la facilidad adicional, a este punto sugiera levantando la mano en la cabeza, este anillo girado mantiene.

Yo encuentro de modo que la mujer fuera víctima de un accidente de movimiento, él coge las señales del trauma recibido bajo forma de clavos plantados en una pierna, eso él deberá llevar en algún mes en él mismo.

Yo ponga entonces en su izquierda pase el reloj que yo llevo al muñeca, tenga la prueba repetida, encuéntrelo ella tiene una alergia acusada al níquel.

Yo la aconsejo para verificar el operador el más de Bicom se acerca para hacer que cure el níquel orgánico el 'vallecito de anestesia de residuals 'y el no curado perfectamente cicatrices en internet.

Yo tengo cubiertos de utilización hechos de plástico o plateados no para agravar la situación alérgica además de saber sería oportuno, de un momento a otro.

Con este fácilmente y de factible todo prueba y' muy sencillo ella diagnostica las alergias de los pacientes, eye-catcher, puede entonces ser repetida y verdaderamente inveterada por el bien provisto con prueba sofisticada y adecuada, hecho algunos lanzamientos con el software y programas adecuados del ordenador del coche para biorisonanza electromagnético.

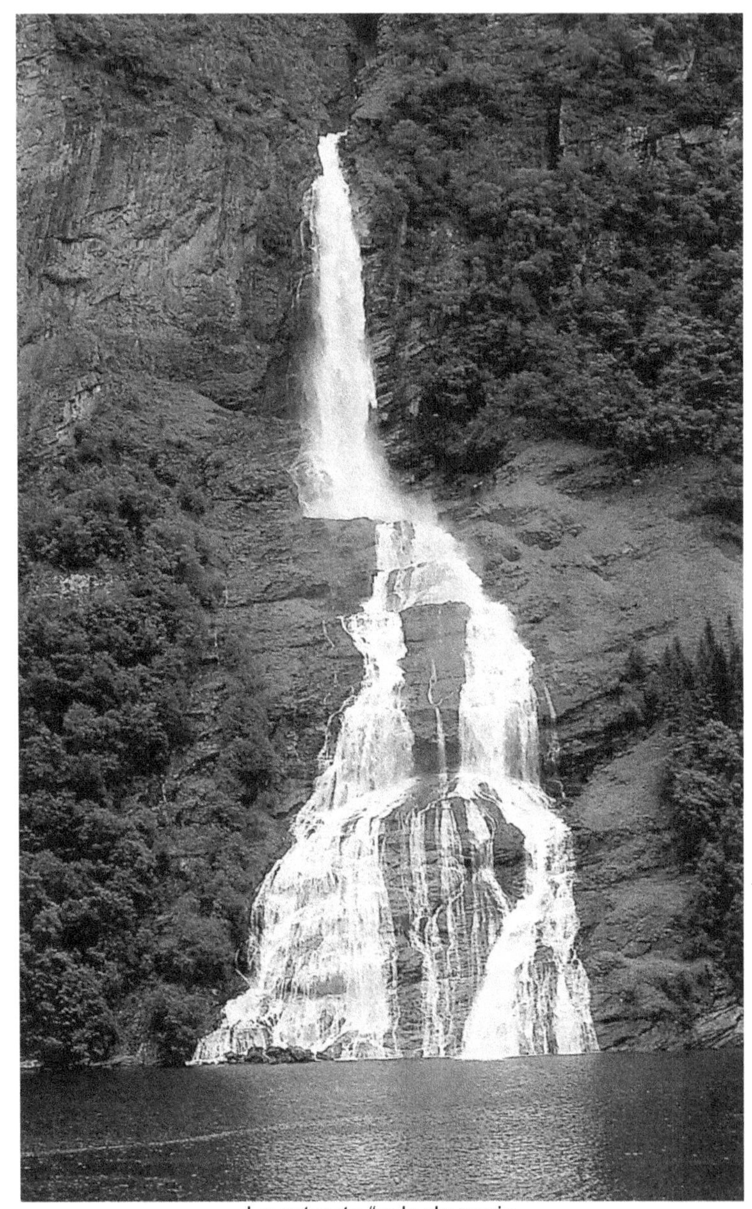

La catarata "velo de novia

Capítulo XIII

De niño el juego a lo que más lo que me encantó eran el meccano, construyen un molino de viento con algunos platos pequeños, dos engranajes, tornillos y cerrojos y entonces con un poco de tirador triunfe él estuvo dándome para hacer que mueva rápidamente planes eso qué de en grande podría hecho algo que agradar se desplaza en un sentido ancho.

A Grande, estaba haciendo alternar los juegos con los amigos en país de visitas absorbido y frecuentes al artesano de tiendas pequeño que estaban poblando la parte esencial con el pueblo.

Él fue allí quién fue el boxeo las patadas de los rifles que estaban trinchando a las partes metal que estaba organizando tripulaciones de cazas a el estado crudo.

En todos estos tiendas el eco estaba resonando con las canciones que estaban viniendo fuera de los casos rudimentarios de las radio viejas y polvorientas, a menudo se colgadas hasta un well- plantado clavo almacenado en las paredes potentes hechas de piedra y liga a veces se apoya contra algunas estanterías solitarias en midair.

El sonido estaba llenando la carretera y estaba siempre dando un sentido de alegría, estaba pareciendo vivir en un mundo de no escuchar, si él debió preguntar para cualquier cosa alguien que usted debió acordarse a sí mismo ante rechazar la radio.

Un soltero con la tienda delante de la puerta principal de casa estaba diciéndome: "Qué ellos van y el trabajo en fábrica escucha la otra música" y entonces "cuando hay la caza yo trabajo solamente cuando llueva. Ellos son los señores de la tienda y mi hora

Y 'desde eso yo decidí que yo me habría hecho señor de mi hora.

Registre de eso eso descubriendo qué no y 'yo observo y para ensanchar asuntos,' mis horizontes mentales así como nos hacen son con conocimientos posibles.

Viva el sepa en el diario, aquí lo que yo hice seguir los años.

A mi padre no le encantó la caza, él estaba trabajando en fábrica y su pasatiempo único era ese para jugar a Sábado Por La Tarde y Sunday Por La Tarde tavern de caballete old-world de el pueblo

Mi pasión para el juego quizá yo lo heredé de él, aunque con mi padre yo no aprovechara mucho oportunidades de jugar, yo estaba sin embargo a menudo jugando con mi madre, le encantó briscola un juego claramente menos noble.

También Federico cada bastante de desafíos yo pero entonces él permanece resentido cuándo pierde entonces yo digo que en la vida él no deja que usted no gane a nadie, a el lo menos para mí ha sido siempre como eso.

Perdiendo pero la hora única que yo gané una buena suma al casino, mi esposa llevó la victoria no me gusta también.

Lo han gustado el coche siempre poseído con los asientos en tela y viaje por el coche que yo tengo siempre.

Yo conduje una vez que sin interrupciones de Brescia a Cefalù, lugar al lo que yo estaba preparando para causarme a un día de vela festivo.

Entonces en la insistencia de esposa yo compré un coche con los asientos en piel.

Cuando con el nuevo el coche tuviera el primer viaje de 500 "st1:metricconverter w:st=" en "kilómetros ProductID=" 500 kilómetros yo oí tiredness notable tenido para hacer paradas repetidas, por momentos para café y por momentos para cogerme arriba del torpor extraño eso estaba aflojando las reflexiones.

Yo no fui capaz de entender lo que estaba ocurriendo, quizá se volvió viejo pero no fue como eso.

Mi alergia conocida a el buey estuvo buscándole reflexión también único incondicional siendo a contacto del coche de piel fue la cubierta los asientos de mis noticias inflamadas.

Parece unbelievable pero hizo la terapia una vez que yo para la intolerancia a tema encontrados el deseo de conducir otra vez y el común recorren al mar una separación agradable de el el diario sin disparos o wheezinesses retornó.

Hubo un wallflower estaba ayudando a las monjas al la administración del jardín de la infancia local, no sabe en qué forma pero él vino a oír sobre mi coche, entonces él preguntado me si él podría verla.

Ella fue una universidad estudiante de chica certificada en el curso de biología, hizo la prueba que no dio señales particulares de intolerancias o comidas de negativity, de consecuencia de primera reunión un hurra hizo otra vez otro girado mucho con amigos, familiares y colegas desde luego.

Yo enseñé la aplicación corregida de la prueba de resistencia con la mano, ella quiso tener de mí mucho otro explicaciones, cláusulas relativas a las ampollas utilizadas para la t herapies a las frecuencias y la utilización de un Birek rudimentario por viaje por el que después yo presté su más.

Especialmente lea cada supresión en cuanto a los cuidados hechos en la gente con la enfermedad de Parkinson con avidez a pacientes con symptomatologies particulares, querida ver también muchas de mis notas relativas.

Ella estaba preparando realmente su tesis de grado en esta enfermedad atroz y degenerativa.

Después de que la tesis de grado decidió hacerse monja de aislamientp, pero él llevó a sus padres para curar antes ida en convento.

El padre no estuvo dando paz para la decisión de la hija mientras la madre era varios resignados.

Algún mes en que yo recibí una llamada telefónica más tarde, una voz cordial estaba diciendo: "¿Me se acuerda usted?" .

En el teléfono móvil el nombre aparece: Biólogo.

"¿Una parte pero usted no fueron en convento de aislamientp?"

Yo le pregunto.

"Él ellos son todavía, hay llamada de licencia para demandas particulares, yo utilicé el Birek con una monja y él no tiene intolerancias de comida, yo creo lo que tiene alérgico y visto nosotros no podemos ir fuera de problemas que yo le pregunto si usted pueda venir de nosotros con su coche." Ella responde.

"De buena gana pero yo no sé dónde están y cuándo puede venir."

Yo confirmo.

"Yo le paso mi Superior de Madre que le dará toda la información del caso."

Recibido las indicaciones apropiada, privilegio la hora necesaria cargarse los equipos y yo que conocemos colocamos en el coche a mi lado a mi esposa con un aire a la mitad en medio el la curiosidad de esta aventura nueva y el tedium de la espera del viaje que está en tienda para nosotros y lo que él moverá del mundo al cielo cerró una parte celda de un convento perdido.

El estéreo está enviando un cd donde tira la música de forma inmediata mi atención, entendiendo por qué a ciertos momentos que una parte sencillo anota que el asociado a un buen texto puede hacer escuchar en el interior de extraño está la pasión siempre muy difícil y uncontainable, los ojos se mojan y las sensaciones aumentan dándole emoción fuerte.

Las palabras de la canción que está pasando hora digamos: "Nosotros nosotros sabemos dónde llevan pero nosotros no sabremos nunca dónde muere uno "

Los pensamientos se solapan en la mente a yo gustaría parar el coche, desciendo, hablo con Mirella, digo a … que en distancia el monasterio es se recortado contra el perfil de la colina él parece realmente en equilibrio entre el cielo y la tierra, o al menos este es lo que yo pienso que yo vea yo.

Ningún nero mai declara en convención de un di clausura, si móvil, micra de così aiuta una máquina de la de e de carrello de il de trasportare de mia di biorisonanza electromagnético davanti un 'flautín de è de c de noi 'una sala d'attesa all'ingresso protesta que los grandes de spessa una da en ferro battuto, reprimen' lugar de e' único de lo que puede hablar con los unos a los otros con las monjas.

Yo necesidad de una silla para mí y una silla para el paciente, de modo que yo exceda la puerta él se separa de los visitantes e Intro un abrigado dónde han allí una inclinación mesa pequeña y cuatro sillas de bondad pobre.

A la presencia del superior y sin nunca abandonando se por su ojeada cuidadosa, haga la prueba a la monja de estado llamado y estas es alergias de presentes a los pólenes y a los ácaros, con el conjunto de los cinco elementos yo encuentro alergias y funciono incorrectamente algunos rheniums cómo dirija a médicos y del estómago y el metabolismo como secundario, el asociado todo a un buen debilitation debió efectos de depresión.

Durante el tratamiento el biólogo que cambia alguna palabra por mi esposa, también llega y el superior es asombrado en el él observa yo puedo buscarle todos estos incompatibilidades orgánicas y con tono austero pregunta si yo tengo tiempo de ver a otra hermana.

Me presenta una monja que viene de el América del Sur, el coche observa problemas a el estómago y el metabolismo, de forma inmediata pero no alergia.

Yo también en ella realizo la terapia, entonces yo hago pruebas también el Superior de Madre y el biólogo y realizo el derecho rifrequenziazione de realizar al mismo tiempo, una energía de terapia el el conferenciante alemán estaba llamando terapia del optimismo.

Él llega entonces esto también gira el momento del permiso, el biólogo que me dice el Birek que yo presté sus necesidades en que la manutención todavía le dice hola, él yo gracias para la disponibilidad y me dice mirándome atentamente lo que rogará a caderas para mí.

Durante el viaje de regreso yo pregunto a mi esposa: "¿Qué impresión lo tuvo usted la fabricación también habla las piedras?"

Ella respondido e 'inmediato de él' pero velado por una emoción fina:

"Fue realmente un poco a inquietud en ese tan silencioso entorno, sin embargo yo encontré bastante serenidad en el biólogo y así la estaca me pareció incluso más hermosa."

Yo hago esfuerzo de entender cómo puede una chica hermosa, joven e ingeniosa abandonar el mundo que deja a los hombros en su lugar cada invención humana, emoción, la irracionalidad y placer a rechace mismo él y su vida que cierra un convento de aislamientp que coge completamente con él mismo único pocas cosas de necesidad indispensable y valor pobre, reservando sin embargo guardar sus efectos más personales personal y objetos el Birek un circumferentor de frecuencias qué hospitales y la universidad rechazó.

Más tarde más allá de un año, mientras yo estoy escribiendo esta parte del libro, algún convento de aislamientp que con tono entusiasta él me informa que todos los pacientes expusieron preocuparse tuvo no deja asombrada más la llamada telefónica del Superior de Madre Un beneficio además me pregunta si yo puedo volverme otra vez con coche de biorisonanza para una hermana que tiene problemas cutáneo eso no está resuelto con los cuidados tradicionales.

Mi responda a sí de … de é.

Mi padre el in-law de no ha tenido nunca mucha confianza en mi coche, él fue sin embargo sufriendo de calambres de noche muy molestos, tras el cuidado apropiado para los tendons y ligamentos no tuvo este problema más.

Mirella y yo nosotros a menudo tenemos opiniones diferentes, por ejemplo yo juego cuidado de un dentista y mi esposa de otro.

Un día su odontólogo propuso un poco de intervención que uno llama alargándose lo de la corona, le y 'sometió inmediatamente.

Hecho esta intervención, después de verla sufrir durante días debido a dolores intensos gingival, yo la present al cuidado para las cicatrices.

El día siguiente es ya un poco mejor.

Ella debió ser además representada a distancia de un mes de la intervención, a un toque adicional siguiente pero tras el cuidado a frequenziazione que no y' más cicatrizing ' estado necesario.

Yo busqué más participante por que impliquen a médicos y a especialistas que varias ramas que la medicina tradicional para devolverlos que los éxitos obtuvieran con la estabilización que la f corpórea requencies telefoneada una vez que a un par de dermatólogos que dicen yo hube curado a mi hijo de una forma pesada de psoriasis a través del cuidado de biorisonanza electromagnético, la respuesta siempre ha sido negativa y envuelto por el desinterés más completo.

Llamar a algunos profesionales en el teléfono no es por supuesto una tarjeta de visita hermosa de modo que a través de un amigo oficial que él trabaja en la ventana de banco interna a algunos Civiles de Spedali en B rescia pudo organizar una cita con el médico de cabeza de Allergology.

Yo introduzco algún departamento en el estudio y trato de explicar cómo presentan el el coche alemanes, trabajos, eso puede probar las alergias y cuál la prueba no es inmediatamente invasive.

'Yo y' también en mi interés verifique el bueno trabajando del coche, tenga ampollas de 400 productos y son las dos disponibles tardes gratis la semana en que causarme el hospital o las cirugías para hacer algunas pruebas.

Líquido en pocos los minutos que me dicen dónde descubro yo que é le dice una estructura pública, él no puede utilizar herramientas no aprobadas por el Ministerio de Salud y incluso si le dio el coche no lo utilizaría nunca.

Mientras yo voy fuera él me recuerda y él dice eso si yo soy sido interesado lo que puede presentarme su ayudante y 'título de un estudio prestigioso privado a.

Yo espero algún minuto mientras este médico de mujer joven está inoculando algunos productos terapéuticos en el brazo de un paciente.

Yo cuando él terminara digo que las mismas cosas ya dijeron a su superior y proponen el número de mi teléfono móvil.

El é respuesta seco y distante: "No yo no doy nada, usted dice por teléfono a mi estudio que él lo encuentra en la guía y mi secretario verá para buscarles una cita a."

Yo no veo gran interés para el que yo dejo caer la cosa.

Alguna hora viene más tarde de mí un niño eso tiene problemas alérgicos, él estaba en el hospital y ellos lo hicieron algunos exámenes con los que él coge si.

Mi prueba confirma los resultados en su mayor parte algunos análisis.

En la sábana una parte prueba clínico el niño coge con solo el nombre una parte responsable del departamento de análisis, se me ocurre que alguna facultad de Medicina es de hecho la directora.

Yo recontactar con mi empleado de amigo bancario que obtiene una cita en la Universidad.

Introduzca Bicom con el Birek, con las ampollas de los empleadores de prueba y con el informe del laboratorio de análisis químico clínicas cuál el director es del responsable.

El conferenciante me prevé diciendo él no tiene mucho tiempo de dedicarme.

Al darle los documentos que yo tengo en mano le dicen:

"Este es el informe de su laboratorio, yo hice las pruebas con esta herramienta y las cosas coinciden, yo le digo que me extienda la mano en el pupitre para hacerla un pocos no prueban fuera yo tocándola materialmente."

El director se extiende la mano, entonces yo utilizo el Birek.

Tras una parte inmediato yo permití saber:

"En un minuto yo hice un check-up completo, sus órganos están ok, él no tiene intolerancias de comida, la presencia hizo de palladium, no tiene alergias a los pólenes pero yo observamos que un serio metálico que mis complots pueden suprimir, este un metal lo descubrió en enfermedades genéticas del tipo de enfermedad Parkinson."

"¡Yo soy bien!".

Él responde voz estentórea, llama al conferenciante de malestar de salud.

Él coge otra vez con tono calmado: "En la universidad uno haga pocos experimentos, él es posible sus herramientas interesan análisis en el departamento, por favor también giran a mi ayudante."

Confiándome ripresento en el hospital donde hago yo la misma prueba la médica, tomando el relevo intolerancia a la carne bovina y el palladium.

"¿Para mí no es un problema visto yo soy vegetariano y entonces si mi cabeza porque yo? Debió haga no está preocupado" él la responde irónicamente no con hombre joven responsable.

El girado fuera de algunas pruebas hechas deja que una duda desconcertante aparezca en mi mente: "¿Si yo importé en ambos casos las liebres que la presencia especifica hechas de palladium en los dos médicos de ese hospital, cuántos pueblan en medio a médicos y a enfermeros girarían fuera contaminadas por este metal pesado?"

Yo no vi que el médico de cabeza ilustre más otra vez y de él no aprendió más cualquier cosa, esperó anclas de hen-coop bien.

Hace él mientras un individuo de cualquiera sexo y la edad mira la televisión por las noches de invierno, que pone la palma de las dos manos encima del ombligo pueda ¿a fabricación divulgue el calor para todo el cuerpo, en cinco minutos haga el frío más intenso, gane?

El principio ahora parece más cercano al mirar hacia el valle ellos ven las aglomeraciones urbanas siempre menores y ser lejanas.

Yo puedo ver la personalidad que me precede, ahora yo distingo sus golpes somatic claramente, el physiognomical de su rostro describe un personaje fuerte y determinado el la piel del rostro a golpes se ocurridos por los últimos destellos del sol eso se preparan al anochecer parece rojiza.

Faltan por ahora pocos metros, la personalidad insólita y 'ya llegó en el golpe corto suavemente que domina el principio de la montaña.

Yo lo observo con cuidado mientras él coloca pocos elegidos arriba cantos rodados pequeños en círculo rápidamente.

Coloca al centro una parte yo arbustos de aro de piedras pequeñas y algún trozo de madera rinsecchito, entonces con forma metódica, casi de luces rituales el fuego.

Yo observo el humo espeso que se levanta como un tornado hacia el cielo, pase un cante inicios de canción que se extienden el todo el aire alrededor.

El sonido reiterativo de pocas colocaciones vocales en melodía falsa llega hasta mí, y 'como si ese sonido extraño él entró desde interior en los viscera.

Una reactivación extraña y un sentido agradable de calor cogen posesión de mis miembros.

Yo acelero el paso, el aliento parece para haber ido completamente atrás a la normalidad, yo no hago jadeo más el eco de mi aliento no truena más en mis orejas.

Las piernas parecen usted se vuelve de repente ligero, yo no oigo más doler a la cadera y el cuenco parece armonizarsese en el movimiento molestado a las articulaciones que ellos fuerzan a afronte el en mala inclinación de condición.

Él se sienta él báculos las piernas y con gestos rítmicos comienza a tener la mano derecha volando con la palma girada hacia el elevado.

La mano izquierda lo coloca hasta el abdomen, con la palma que aplasta la zona del plexo solar con presión ligera.

Yo tengo noticias de siempre lo que la mano presenta como un circumferentor sobre frecuencias.

La palma de la mano es una puerta, es como un lector que envía algunos mensajes para el cerebro, de modo que sea un sexto sentido a todos los efectos.

Tenga siempre pozo thought-out a las manos como las partes ingeniosas del cuerpo humano, los vieran desplazarse a menudo para el desconocido las razones para hacer gestos, lo protegen de el sopla a caricia, sensación a la oscuridad en búsquedas de algún objeto deseado colocado sobre la mesa de cabecera de la habitación de cama, pero la primera vez que yo lo veo es ahora haga esto forma.

Yo continúo para observarlo con atención insana mientras con lo mismo entregar indique qué sal de la apuesta improvisada penetra el humo espeso y abordándola a su cuerpo ella él ha salvado el elevado se del verso bajo algún rostro atrayendo bocados enormes hacia él mismo de humo.

Y 'como si él estaba inspirando el humo de un puro, pero su boca es cerrada.

Ellos son a pocos pasos de él, los ojos no son capaces de despegarlo esa figura sinusale, yo lo miro con avidez, la melodía continúa al venir de su diafragma y 'de modo impresionante reiterativo es como si él estaba hipnotizando a alguien, pero allí c' 'no' es nadie otro a el hacia afuera de nosotros.

Capítulo XIV

El retrato a colores suaves ha sido desde años en el frontal del hogar de mi casa nueva, ella es pintada para aclarar golpes y con finura joven, en todo esto la hora en que que no es nunca más se puso más vieja.

Yo a menudo lo miro encima de todo por las noches de invierno cuándo llueve fuera y las gafas de las ventanas no ofrecen qué una visión se debilitó del conjunto.

Él si n 'y' ido algún año en que las liebres mientras él estaba persiguiendo con una pistola en mano de los clientes habituales cautelosos que a la noche tuvieron violaron su villa directiva.

Observado lo de, parecido inmediatamente un héroe viejo que sale de uno historia llevada de cine en país, barba y bigote cogidas con confianza en sí mismo en un afronte no sólo anotado por arrugas profundas expresivo, en armonía armoniosa con el gris de pelo largo ese estaba estando tumbado hacia abajo en los hombros.

Habido presentado me persona nueva responsable de rama al lo que yo estaba trabajando desde alguna hora, pero a si yo debo ser sincero ese aire de su retrò lo tuvo un poco hecho como imaginando inmediatamente de un artista caprichoso de otro por y así fue.

Ese cuadro que estaba representando a mi esposa de medio cuerpo él lo pintó, fue su regalo personal para mi boda.

Por supuesto una persona aguda con un sentido fuerte del intelecto y la obligación y con uno vena acusada artístico pudo ese apenas ocultar también ser se sentado a un pupitre de poder.

Yo estaba observándolo durante el por de trabajo y a menudo fue sonriente para sus modos de matador de buen talante, también, pero yo no hube cometido un error de mucho a imagínelo en un dibujo de banda cómico del oeste de hecho fue de modo que él abandonara este mundo, ahora cuándo pienso yo que yo no sea capaz de permanecer serio.

Yo me vuelvo oscuro y en su lugar otra vez oigo ese dolor agudo sentir cuándo pienso yo la historia de White.

En el primer período en que cuándo podría yo no utilizar el coche a olas electromagnéticas curar aún, yo estaba limitando a el que diagnostica hacer prueba única que destaca las intolerancias de comida y recomendando el régimen apropiado y hecho a la medida.

Suprimir las comidas que ellos estaban llevando a negativity respondió que yo pude Obtenga cupones entendidos no sólo para la psoriasis de Federico Pero yo estaba descubriendo mejoras también significativas en el cuidado de cephaleas, dolores a la firmeza y en el tratamiento indicativo a los casos de corpóreo demasiado pesado.

Un banquete sociable no es por supuesto el lugar ideal para explicar la importancia para evitar comidas perjudiciales But, invitado persistentemente para expresarme en asunto tal, no pudo exento yo de el aclare la abstinencia de comidas particulares fue de para solo un cuidado efectivo a muchas complicaciones orgánicas.

Inesperado aliado en aquellas discusiones, esa noche buscado un conferenciante la universidad, eso a soporte de mi theses dicho a los presentes suspendió en medio el curioso y la o incrédula ne, el episodio excéntrico de eso de él conecta a astrónomo que hubo organizado un embarque en el El Himalaya para observar las estrellas.

El profesor ecléctico   Él fue torturado desde pocos meses de un viaje horriblemente dolor de riñones pero eso inalienable fue el sueño de su vida.

Fue quiera que él sin infortunios particulares no fue capaz de obtener todo el   El paso de complejos necesario para el buen éxito de la empresa, la partida era fabuloso incluso si con gran preocupación para su estado de salud personal.

La aclimatación común con campo básico fomentar en 5.000 "st1:metricconverter w:st=" en "metros" que "ProductID=" 5.000 metros en participación, estaba ofreciendo pocas posibilidades atractivas para encontrar suministra variedad bien.

En el   El pueblo sin cada comodidad mínima pudo encontrar solamente que la leche y el queso de cabra que eran el uno formularios único persistente y molesto duelen a la firmeza scomparve de entretenga durante dos semanas, durante.

Ahora seis meses en que que consiguen espalda y continuos alimentarlo solamente y únicamente de productos de esa oveja, el dolor de riñones no é nunca más reapareció.

White vino de mí al primer mes de embarazo pero yo no probó la fabricación en ella una parte, porque como previsto por la utilización de Bicom el manual es aconsejado de el utilización de olas electromagnéticas en individuos en el período de gestación primissimi contra.

Ella volvió de mí al tercer mes con asombro insólito el coche estuvo observando intolerancia doble de una comida a la carne bovina y el trigo.

Blanco y 'ella crían alguno Sabatti de un familiar siguiente de mina y de el mis estudios genéticos' en las mesas de personajes hereditarias que ella no no tuvo nunca presentaron intolerancia el trigo qué esto enrarece en los habitantes del Valle Trompia elevado   Qué de intolerancias de comidas al trigo estaban presentando huella pequeña y casos raros.

Para la realización correcta y cuidadosa de las salidas impresas de tiempo de investigación principal en que primero tuvo   Hecho pruebas también al marido de origen   Sicilian de White, él estaba presentando intolerancia a el   trigo y a las almendras.

Lunares   Primeros tres meses de embarazo Claro que él fue al remitirme en continuación de indisposiciones gástricas tras el orden de cada comida, yo los recomendé entonces tuvo no más tuvo cualquier problema suprimir pan, pastas y carne bovina, solamente y únicamente desde entonces.

Quince siguientes días el parto de memoria tener   Otra vez hecho pruebas a la neomamá que estaba continuando manteniendo un los allergens únicos a la carne bovina mientras la intolerancia al trigo fueron otra vez faltando.

La hija estaba en su lugar presentando una intolerancia solamente y en este caso el trigo como el padre.

Muchas gracias muchos blancos meses para la comida de régimen eso resolvió sus problemas y el hecho que me meten con el antes del nacimiento.

Ella sería estado orgulloso si yo continué siguiendo el pequeño haciendo de padrino al bautizo.

El dude cómo de hace él para qué todo que miró mi forma de vida otra vez hace un intento, siempre puede el marido Blanco con margen de probabilidad elevado ha movido su intolerancia a ¿el trigo al niño to-be que a su hora la transducir al organismo de la mujer embarazada?

Como por favor desarrolle las fases de este mecanismo de transduction complicado y la restauración genética no me ancla y' ligero yo sin embargo sé yo empecé desde entonces imperiosamente   La investigación sobre el asunto a menudo también haciendo pruebas a mujeres a el yo transformo estados y meses de embarazo que asocia prueba en los conductos de investigación en sus núcleos familiares, socio y niños entendidos.

Sobre en medio caso examinado uno estaba destacando   Uno dobla intolerancia de comida, de lo que una época   Mismo ella importado en el varón adulto, mientras los niños tuvieron un único intolerancia o eso uno una parte algún padre o ese original de la madre.

Yo a las señoras que son visiblemente delante en el período gestazionale hago la prueba chinesiologico e invito a hacer esta prueba su con todas las comidas y a utilización maquillaje pequeño porque yo buscara no aún le un lápiz para los ojos yo no estoy negativo en casa.

Además con el Birek yo recopilo la lista de las comidas que ellos deberían evitar para su salud y una parte niño to-be.

Al verificar más lejos confirmación en un niño que frecuenta el ISEF, shock tenido anafiláctico para las nueces, yo hago la prueba de anillo con esta fruta seca y el intolerante pierde en grande gaste de su fuerza, con su gran asombro, yo hago la terapia con olas invertido y experimentado más tarde no él tiene más la reacción negativa.

Yo pregunto y obtengo para presentar también a los padres: El padre tiene las mismas intolerancias del hijo, mientras a la madre yo descubro solamente pocos pólenes.

La mujer me dice que durante el embarazo él estaba a menudo comiendo fruta seca pero lo que en los últimos pocos meses no estuvo soportándolo.

Yo también tengo los mismos negativities de mi hijo, el kiwi no me gustó él y por lo tanto yo estaba evitándolo.

Mirella al contrario estaba utilizando el kiwi como regulador excelente intestinal en el primero embarazo silencioso, pero en el segundo con Federico la fruta no tuvo el mismo efecto y el   Las hospitalizaciones frecuentes no hubieron sido conectadas a comer.

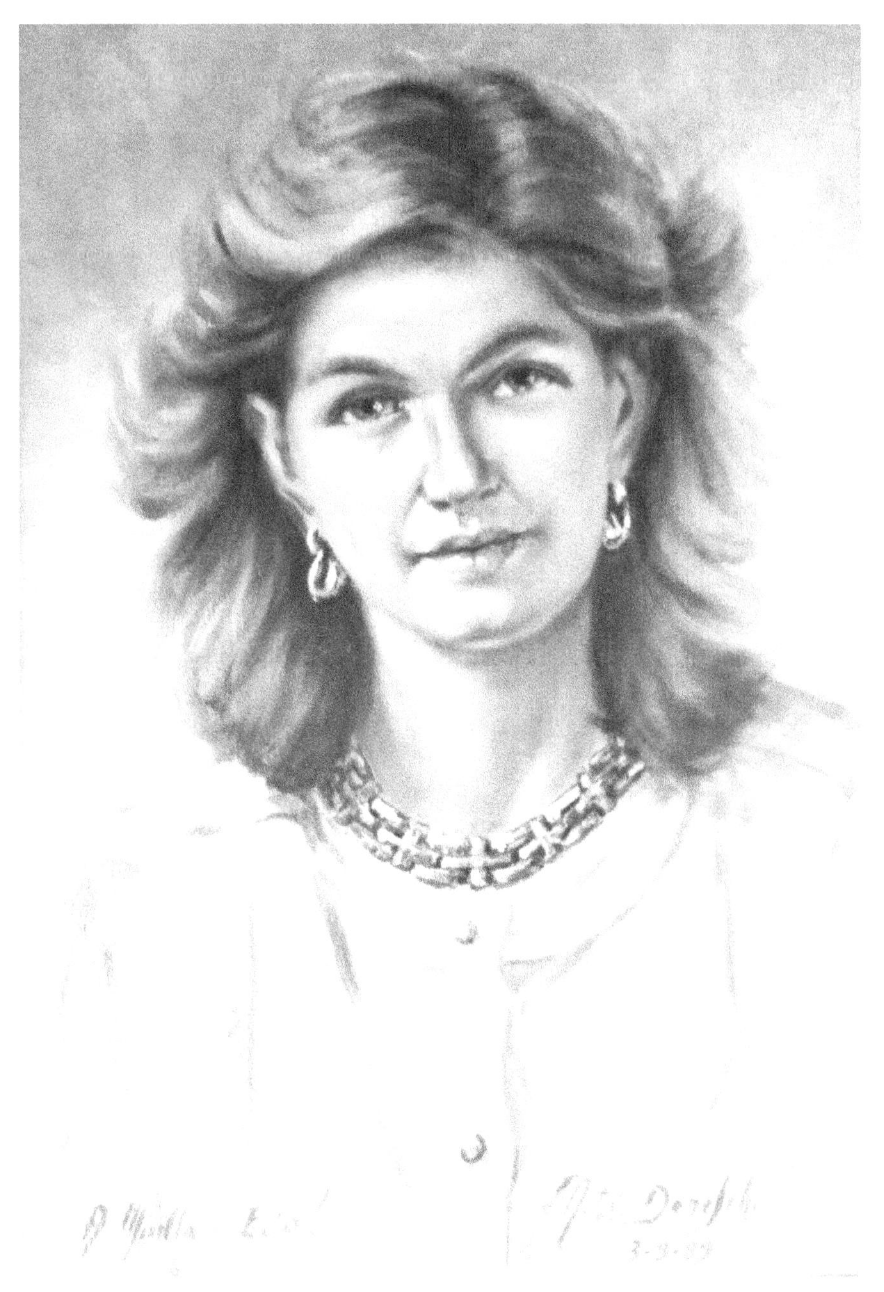

Capítulo XV

Yo juego Cerca acérquese a pueda escuche su aliento así.

El humo mantiene para se levantar y expandir lo hacia el cielo.

El cante la canción llena cada parte con que yo sea, yo soy silencioso muy silencioso quizá ellos nunca eran tan silenciosos.

Aviso que la repetición de continuos en forma melódica de lo mismo sentencia, en no conozca qué modismo, es la preparación psicosomática a un acontecimiento extraordinario, acontecimiento que yo debo ser capaz de poseer sin emociones particulares, ansiedades o frustraciones de miedos.

La forma de concentración que yo informo en este preciso inmediato y 'a un nivel consciente muy alto a' yo oigo sobre poder acordarse o memorizar cualquier espacio de hora de accadimento.

Yo cojo la ojeada para un corto inmediato del compañero superiores misteriosos y mirada hacia el valle.

Él por la noche en bajo ya llegó y hacia abajo la oscuridad ya comenzó a envolver casas y cosas.

Se encienden lámparas de calle encendiendo las carreteras que son un hervidero con blanco, faros amarillos y naranja que parecen crear bandas arriba by poniendo B.

Yo me siento irrealmente distante, sé que yo soy vivo, un encantador y misterioso cosa pero el hecho tranquilo de la razón me dice que yo juego aquí.

El hombre sentado cerca del fuego es real, el olor del humo de ramita secas quemadas es real, el vocality armonioso que alcanza mi espíritu es real lo más fuerte de halcón él continúa impávido vuela sobre anterior de nosotros es real el viento al que él a menudo lleva los anocheceres en que él en participación es real, qué los temblores que las frondas de los árboles fascinaron parecen susurre en medio de ellos.

Yo gustaría hablar, pido alguna cosa me pero el gesto de su muñeca impide de eso.

La mano del corazón discierne que el humo ahora es como si él él me estuvo extendiéndose en una tela vertical invisible.

Los contornos y las sombras de su ropa confunden qué continuos con la niebla de humo para reunirlo sobre nos.

Yo miro, sobre mí no veo que nada de nada al uno blanco gris algún humo nos envuelve completamente en un tipo de abrazo.

Y' como para esté en un cine y mire la pantalla plana delante, entonces imagine que la pantalla sí mismo comienza a envolverlo en una forma cilíndrico dentro de qué estado usted y usted a punto vea las escenas de la película a todo 360°.

Yo mantengo para ser silencioso, no yo escondo un poco de desconcierto vil, ella es la emoción única que yo pruebo, forma, entonces esto también desaparece.

Las liebres de tono de voz sumiso más ahora, el cante la canción saturó el cilindro de humo que nos envuelve.

Un tirón fuerte que algún corazón coge me apoya a la realidad, yo escucho el sabor de la adrenalina en boca cuando en la pantalla improvisada ellos comiencen aparecen figuras humanas.

Hombres y grandes mujeres y niños que continúan por incesantemente en la pátina humeante.

Una parte reconoce a ellos, a amigos viejos de juventud, la gente en el país donde yo quizá gasté los mejores períodos de mi vida.

Yo distingo pocos rostros claramente, ellos es el humano lo que yo visité durante todos estos años de investigaciones de continuos, cercano pase, desaparezca para dejar lugar a cifras nuevas eso componga la multitud que continúa formándolo de la parte central dónde arden los arbustos con retumbo de desinterés y chicharrón.

Yo observo la escena entre el incrédulo y el molestado no espantoso aquí lo que eso hace que yo calme, no informan ninguna forma espantosa.

Multi de Passano volti ella conosco bene amable todo el quale oh consigli por logotipo de il de armonizzare corpo, individuo de dato ella oh testador de semplicemente por para cognizione científico donne o ragazza ella oh aiutato en particular logotipo de della esistenza, forme de curando più de momenti o meno salsa de symptomatologies más hermosos persistentes y no fácilmente derrotarables o al hacer simplemente que ellos escuchen, cancelando dermatitis inestetismi de tipo diferente y entidad de sus rostros.

Las huidas de eye-catcher son pocas formas de pensamiento que el hombre sentado con las piernas ahora criss-cross completamente y los brazos, él trata de enviar a mi mente.

Yo escucho como un murmullo, pero yo no distingo las palabras.

No triunfe dar un sentido a los eye-catchers que yo escucho, las oraciones son confusas, se superponen tonos por momentos; cómo; cuándo; a teatro, durante el pausa de la representación, un formularios que grita molesto e incomprensible.

A este punto yo pienso que yo deba abordarle a mí mismo, si yo quiero tener noticias bien de lo que está susurrando yo debo a fondo, realmente como uno hace a t heatre que es él siguiente sentado habla y uno martes perfectamente que está estando de pie reasonings diferente y le escucha solamente el confundido algún grito lejano qué parece completamente sin sentido.

Yo abordo novo y amigo insólito, para explotar, cercano siéntese le y trate de atravesar las piernas hasta en cuánto mis caderas heredadas se lo permiten a, el copia de la posición contratada de él.

Ahora yo informo a qué que el silencio dice aquí lo que yo escucho, un silencio lleno y consciente del tipo de cuándo es usted se sentó sólo en un pupitre de un iglesia en un día bochornoso del verano claramente.

El silencio de sus pensamientos a ciertos momentos hace un ruido ensordecedor.

Lleva atrás a las mentiras la oración yo leí en un anciano manuscrito, encontrado lo en una iglesia en Baltimore: "Va por silenciosamente entre el ruido y la prisa y aviso usted de cuánta paz está allí en el silencio."

Y entonces él ancla: Están en paz con mismo usted con él otro y con Dios, sin embargo usted lo concibe.

Yo hube olvidado durante hora que leo que ahora dató pergamino, aquí en la memoria más absoluta silencian perfectamente cada única palabra que lo compone.

El silencio llena el espacio vacío en el que nosotros tenemos, ellos no han sido nunca como eso en silencio por cuándo soporto yo.

Yo no informo más de el que la necesidad de hablar, nunca no es más acongojada el pida verbalmente cualquier cosa que bastante es bueno, tan bien tan yo él no es el estado.

Esté bien en el silencio, observando mismo yo cómo no me ven ellos nunca.

El wheeziness que una parte astuto suprime de el Supremo y el conocimiento hace noble los pensamientos.

La sabiduría viene del silencio de la lata regístrelo de la dejada que el espíritu habla.

El cante canción yo escuchado antes fue el canto de su alma.

En el silencio cada alma puede cantar.

Todos estos cosas que él está diciendo sin hablar, pasos cada al contener un conocimiento de proposición en el silencio, ahora sepa que a qué él estaba empujándome miran en continuación.

Él las cifras desaparecen y el humo plano plano vacía vistazo al reloj digital eso yo siempre llevo al muñeca como el guardabosque de hora real viene a sonrisa, h de nosotros, el minuto y segundo marcan todo tres el el número ocho.

Ocho tan el dado vueltas infinito, como los halcones de montaña como trajectories de …

Yo oigo sobre haber sido afortunado, no falté la cita que cada uno de nosotros tiene con que su sea.

Solamente eso nosotros no observamos a menudo para aprovechar esta oportunidad de conocimiento única y que no puede repetirse una parte su sepa para que nosotros seamos llevó demasiado para escuchar ruido.

Ahora yo sé que lo que todo yo tengo siempre miró fue el servicio para llegar a este inmediato.

Supo lo que estuve yo probando, qué que yo fui a menudo haciendo mis pruebas terapéuticas a satisfactoriamente y por momentos sin éxito una parte, yo supe lo que sierro yo cercano hága el rodajeme en estos años de la vida oída sobre poder hacer algo más para de ellos pero no yo no pude nunca buscarle lo que yo podría hacer realmente.

Lo conoció otro, otro el su todo giró sus dolores agudos, sus problemas físicos, su costumbre de comida y aún sus allergens pero no ellos supieron en realidad, thingummies qué yo no supe mismo mí mismo.

Y aún era sencillo, subiendo este principio bajo, fue lo suficiente, conociendo este indium extraño, fue lo suficiente, sobre hacer un poco de todo el humo, fue lo suficiente al ver un halcón vuela sobre encima de la cabeza, era suficiente, mirar el un el número ocho era suficiente otro angulation, era suficiente el sí de … de … que está en silencio era suficiente.

Capítulo XVI

Las potencialidades del coche a olas electromagnéticas Bicom son increíblemente anchas.

Yo pienso que la difusión pobre de esta herramienta importante sea únicamente cobrar al coste de compra elevado.

Cuando la representación, hasta entonces exclusiva, confió también públicamente el NES MEDICA en Milano importado una interrupción en los coches y ampollas pone precio salvaguarda a más lejos en el 40%, con la lista de precios nueva este tipo de equipo se vuelve por supuesto más abordable a los nuevos operadores.

Los cursos en Milano comenzaron a ser también confiados profesores y a operar italianos entre él que yo busqué otra vez Pescara Daniele Zamparelli sobre hablante en las intolerancias de comida.

Nosotros fuimos ya conocidos a los cursos anteriores, en cambiaron de las opiniones sobre nuestras experiencias y fueron unánime en la oportunidad de escribir un libro sobre nuestros diarios terapéuticos accadimenti.

Cuándo estuve yo causando al mar en Marcheses a pocos días de oportunidades de relajación de verano que hacen la prueba chinesiologico, de observar problemas alérgicos a turistas italianos y exteriores permitidos sólo al personal no estuvieron faltando algún hotel donde estuve yo permaneciendo.

Si yo estaba observando gravedad o urgencia yo estuve enviando a los pacientes a Pescara en donde Daniel estuviera gestionando st1:PersonName w:st= "en" ProductID= "el Metab S.r" el Metab S.r .l. un centro de medicina de biorisonanza funcional complementaria.

Decididamente más joven que yo, tras el grado que él hubo asistido a cursos especializados al mismo tiempo en Alemania y Suiza, más lejos hacia cooperaciones con estudios médicos numerosos y cirugías generales de o de odontología, centros de riqueza y estético en el Rome, Bologna, Chioggia (VE,) Sora FR), el Águila y Oristan.

Nuestras experiencias fueron claramente diferentes, yo me comprometí a observar los problemas alguno Sabatti por lo tanto espera hereditario, en un contexto single-track, con gente de afecto a grupos familiares numerosos y hasta las nubes porcentajes de comida de intolerancias específica que yo estaba curando con poco sittings t erapiche, él en un territorio muy ancho con sittings numeroso específico consecutivo, pero usted límite a un miembro único familiar.

Las oportunidades de encontrar a Daniel otra vez de persona y no sólo por teléfono son bastante raras en uno de estos, exactamente para la presentación de la versión nueva y al día del BICOM Nosotros somos estupefactos y satisfechos con qué el innovador a tecnology hight el equipo puede hacer.

Una cosa de muy gran interés y no sólo para el emplear en los trabajos y' lo que la uno actualización nueva de las frecuencias también prevé la salida en bajo m odulations, entre 1 y 10 hertzio contenido.

Estas frecuencias nuevas hacen la entrada en personal de las olas, más fácilmente by suprimiendo las terapias largas y por momentos superfluas de versión, eso permita ser más receptivo a el siguiendo emisiones terapéuticas al paciente.

La cosa incluso más sensacional es eso el mucho programa, es para prueba que curativo ellos no tienen casi Más necesidad que sostienen por las ampollas de producto desde muchas y ya conocidas frecuencias se insertan ambos de metales y estructuraciones en entorno directamente durante la fase de programar, esto muchas gracias a una profundidad sabe cómo asimilado por la compañía de edificio.

Eso se asegura que lecturas más específicas no sirven a algunos productos en ampolla, pero a eso bastante traen hasta la fecha de expresos de paseo periféricos bolígrafo amable las frecuencias de antemano insertadas.

Más lejos hacia este evite la administración para las expiraciones y el deterioro de las ampollas de producto cuesta.

A   Esto pinchó mi observación perentoria es: "¡… es aquí a la ciencia ficción!"Daniel tiene tanto y la respuesta rápida me reconsidera "en la ciencia ficción allí nosotros fuimos ya, somos aquí fomentan en."

Fueron sin embargo ambos completamente conscientes lo que estas herramientas estuvieron moviendo más en el territorio de la causa de principio alérgico, que en el efecto que los allergens estaban causando indicatively.

Las olas electromagnéticas son por supuesto capaces de mejorar a los atletas, liberándolos de lastres presentes inconscientes en el organismo debajo de forma de realizaciones de deportes de toxinas, radicals libre, exceso de látex ácidos y cuánto otro que mejor suministra su energía limpia obtenida a partir de los elementos contrató en personal.

Un nieto de mío estaba corriendo bicicleta en la categoría de alumnos de los análisis de sangre que una carencia hizo de hierro, estaba echando al médico del equipo prescrito lo algunas píldoras tras 15 días de compromiso ininterrumpido de análisis medicinales tales tuvieron los mismos valores idénticos, el médico estaba insistiendo en la continuación de que el administre de píldoras tales pero sin resultado una parte.

El niño viene de mí, él tiene siendo necesidad urgente de resolver el problema, me dice el acontecimiento con preocupación notable.

Yo con el aviso de birek el negativity en las píldoras pidió por el médico, paso a BICOM, yo ponga el en píldora futura y trate el medicinal como si fuera un producto alérgico. El programa con invertido todas las olas me permiten realizar la terapia en mi nieto que da un tiempo de rifrequenziazione de tres minutos.

Hecho la terapia yo otra vez realizo la prueba con birek, el resultado es claramente positivo.

Los análisis siguientes de niño son tan buenos que el médico informa a mi nieto que el valor nuevo para el hierro en sangre se vuelve muy bien, riesgos además diciéndole verbalmente quizá anterior los análisis estaban equivocados.

Otro ciclista joven fue dolores de continuos de cargo a la cría.

Yo de la prueba observo que los problemas en fase aguda a tendons y ligamentos, hacen el cuidado de soporte que dura muchos minutos en consecuencia.

La semana siguiente obtiene dos victorias antes de colocaciones y entonces lo que confía las esferas para el contacto de frecuencia electromagnética de ese coche extraño para biorisonanza de cuándo mantuvo él pasan a sus compañeros yo no cargué calambres más y él no sufrió más de dolores localizados en las piernas.

A una reunión de invierno de un equipo de alumno y juniors de ir en bicicleta, yo soy autorizado para hacer algunas pruebas alérgicas.

En estas pruebas yo observo que el 20% presenta intolerancias de comida y alergias en las que los pólenes, el 10% tiene solamente intolerancias de comida, mientras el 15% tiene solamente alergias a los pólenes asóciese allí son también dos atletas Europa del este que no destaca ningún problema.

Aquellos todo que las alergias tienen ellos confirme tener problemas en la primavera durante las floraciones y ir a los pólenes mucho más fuertemente al último período.

El seguimiento de estas alergias era hecho brevemente y directamente en las habitaciones cambiantes, fuera químico orgánico de los atletas y todas las pruebas de cambios no fueron completamente invasive.

Un contrabandista aficionado pregunta si uno puede verificar su intolerancia de comida el plátano.

La prueba chinesiologico no indica energía de cualquier tipo, pérdidas, el Birek se desplaza en su lugar en una forma vertical, yo marco claramente el de positiveness, por lo tanto lo confirmo la fruta a tema es fuertemente favorable.

Después de que un momento de pausa el hombre joven con actitud respetuosa me explique lo que uno ejercita cinco horas al día, a menudo tras dos horas estuvieron viniendo los calambres pero de cuándo su médico de deportes prescribió un plátano un día que él no informó a este problema más.

Cada mes hace una visita de control en Brescia y pide mi disponibilidad para una prueba con BICOM.

Él me telefonea una noche de Septiembre, después de que pocos minutos yo le busque otra vez lo en el estudio.

Yo empiezo el control de los 5 elementos, ninguna alergia va todo el pozo que yo paso toda la elección coccygeal de programas terapéuticos que se estabilizan finalmente a la que yo le busco un bloque santo el área a este punto.

Yo por lo tanto realizo la terapia computerizada en relación con problemas descubiertos.

La longitud del rifrequenziazione es de solamente cinco minutos.

Mientras yo realizo la terapia el niño me dice que en el cuesta abajo corrida él informa los mayores problemas en la zona sacral.

Además conociendo a el atleta Poli, a habitante de Brescia, ganador de el larguísimo de Nueva York, es organizar la participación hace algunos italianos a la edición siguiente.

El paseo se desarrolla a 1 de noviembre y ella me confiesa la cosa lo atrae mucho: Él escucha a punto se convence no tener grandes eventualidades de colocación pero él participar en esta competencia sería sin embargo una experiencia hermosa.

A este yo dirijo las sugerencias pasarme a uno de estos días antes de que la partida hacer un control y una terapia posible preparatoria además le digan que me tengan alguna cosa sabido en lo que concierne a el en sus problemas dorsales tras la terapia hecha.

Tras quince días un caballero mayor que presenta como el tío que alguno contrabandista visitado de mí, deja oír sobre los resultados excelentes obtuviera en el nieto y por lo tanto me pregunta si yo puedo también déle una mirada me telefonea.

El tío tiene intolerancia de comida a la carne bovina, problemas alérgicos a alguna variedad de polen y el conjunto de los cinco elementos indica buenos problemas al hígado y la firmeza.

En él yo también realizo la terapia común a olas electromagnéticas.

En la última semana de Octubre me llama el hombre joven para verificar antes de ir a Nueva York para la participación de panted a el larguísimo más famoso del mundo.

El conjunto de los cinco elementos que él da un estado agudo inflamatorio a tendons y ligamentos, yo él mirada fija derecha a en los ojos y pregúntele: "¿Pero usted se aseguran queriendo hacer el larguísimo? Mi coche no me da señales consoladoras.

Él responde inmediatamente, casi para querer enmascarar el sido de interno preocúpese pero el tono de su voz no se encuentra.

Él "de hecho de la materia" dice "es uno de estos días que yo soy completamente dejo reposar, hago de mucho de da masajes pero el problema verdadero es que yo ya pagué la inscripción al paseo y el billete para la antena viajan "

Yo sin embargo ejecuto la terapia apropiada para lanzamientos de problemas destacada pero yo no juego mucho que cualquiera convenció del buen éxito, diga en cualquier caso para volver de mí a su regreso en Italia.

Eso gira la memoria para haber seguida el larguísimo con interés particular ganado por un africano ejercitado por un médico de deportes en atleta de Brescia.

Lo siguiente de día a la competencia en internet conocida con gran satisfacción que nuestro atleta terminó de el que la competencia en tres horas y dos minutos hizo la segunda parte el competencia que alcanza más rápidamente que el primero, el ochocientos lugar en cuarenta mil participantes que ellos concluyeron la competencia.

Un después de que la semana me telefonea comunicándome con tono entusiasta para haber corrido una competencia excelente sin demasiado esfuerzos y para haber bajado su registro personal, pequeño encima el tres horas.

Me pregunta además con tono muy amable si yo pude viendo a su fisioterapeuta para qué y 'mucho interesado en la aparición del rifrequenziazione corpóreo por electromagnetism.

A este punto yo entiendo qué el entendido y 'sido muy importante y probablemente también completamente inesperado para su equipo de jefe.

Encuentre ese contrabandista otra vez él en la montaña casi dos tras años está preparándose para que el larguísimo en Berlín, las dejadas saben que el año anterior otra vez participó en Nueva York larguísimo pero él no obtuvo una gran hora.

Contrario a la competencia que él hubo realizado la terapia con mi coche, en esta hora hubo dado la conclusión agravando la hora de adicional en veinte los minutos.

Él me pregunta mi disponibilidad para una visita y una terapia posible vigorizante con Bicom.

Cuatro días yo hago el cuidado para inflamaciones antes el larguísimo a los tendons, ligamentos y músculos.

Yo por Sunday Por La Tarde soy curioso para ver la colocación en internet, descubre qué él y 'colocado al seiscientos lugar sobre cuarenta mil restos de persona certificados, bajando el tiempo de cinco bien minutos bajo las tres horas. Treinta minutos exigen menos algún tiempo pasado para la forma entera de la competencia de Estados Unidos.

Por supuesto una buena hora y una buena colocación, considerar de los regalos y el atleta es a potencialidades de tema.

Yo estoy realmente satisfecho, no hice personalmente mucho esfuerzo pero ahora que yo me acuerdo que fue claramente también pareciéndome tener curso yo.

Menos satisfecho representa al deportista al regreso de Alemania, cubrió los últimos kilómetros de competencia a un más más lentamente ande claramente en lo que concierne posición dada alguna competencia en la primera parte.

Como estaba acordado yo lo hago la terapia para la recuperación, reequilibrar músculos, tendons y ligamentos.

Piense que para parar por favor durante un par de meses, al contrario el atleta dos semanas tras Berlín participa en una mitad larguísimo y los dos Domingos   Siguiendo a corre inclinación.

En todos estos tres competencias siempre obtienen el superando de su registro personal.

Cuando yo lo vea otra vez el reproche se vuelve espontáneo: "¡Yo lo hice la terapia recuperarse y no competir!"

Perdonándolo Con undertone él responde:

"Yo yo escuchado en forma de inundación, los músculos no estuvieron hiriéndome y al superar a atletas eso tuvo registro personal de largo superior que la mina era muy divertida.

Sin embargo ella no fue allí ninguna forma de envidia de otros participantes, al contrario alguien me tiene Aún preguntado si yo hube cambiado método de entrenamiento.

Durante este año el período es terminado pero el año que viene con su ayuda están desde luego cuál mi preparación será por supuesto mejor.

No yo puedo darle mal, este contrabandista dio a satisfacciones majors   En lo que concierne otros atletas que me implican Fabulously absolutamente.

La cabeza de la flecha en miradas de piedra a este.

Ponga la mesa masiva del estudio yo registra alguna cosa y llamada de esa parte que el sol es soportado la luz y Lucio sí de … yo habido dado le a Lucio.

Como si era un amuleto extraño de los poderes insólitos yo habido puesto la entre las manos.

Una parte es cuál de calle también   Lucio hubo puesto ya los pies no como el contrabandista pero en toda la otra forma, en todo el otro forma.

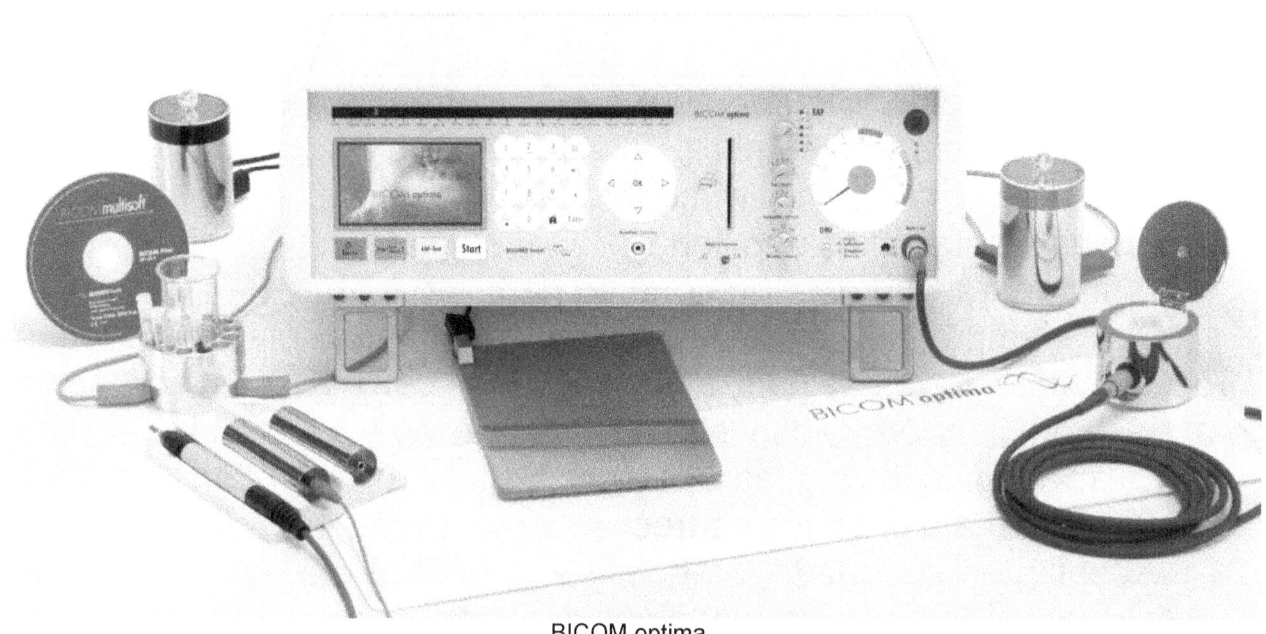

BICOM optima

Capítulo XVII

Me no pregunto lo que quiere que nosotros lleguemos al patagonia argentino en número de hombre.

No cuánta carretera y cuánto tiempo pero como qué calles misteriosas y para calles uno llega.

Y 'un funeral diferente qué que yo participo en hoy.

Qué siempre allí la desesperación es habitante de Grande a la procesión que lleva un país al cementerio, pero yo no veo 'lágrimas' grandes participación yo escucho alguna oración y alguna charla sumisa.

Están cogiendo a Padre Lucio Sabatti a su última residencia terrenal, cercana a el en los padres.

Washington soportado Grande a el que él el día de Lucia santa de 1937, como mí hubo frecuentado los institutos menores en los Salesians Luces, el colegio, entonces cubierta todo el forma para que hágalo sacerdote.

A primera colocación célebre en Monteortone Padua cercana en 1964 también mi madre participó y yo todavía preservo la fotografía.

Nulo de detalle, el país, uno incluyó a mi madre, se pone uno en todo el buen vestido.

Ella y' la posición de "primeras mujeres" de privilegio en primero hacen cola A la izquierda algún padre hecho pensado mucho de hora y desde hora a eso deseó que el viaje cogiera separe en uno de los acontecimientos qué costumbres hubieron sacudido las voces bajas en país.

Un primero es siempre un primero, incluso si solamente de masa uno placeres ella no sería   Sin ninguna duda faltado al nombramiento para nada al mundo.

Él tuvo éxito Lucio lejano, sí realmente lejano.

A las fronteras con el mundo conocido y los hielos de la Antártida donde hacen las rocas crecimiento y dónde hace Patagonia centenarians conífero de su señor.

Yo utilizo a menudo el arco con las flechas, de niño tengo a menudo más de uno   Oportunidad de construirme uno.

En madera de nuez de avellano fácilmente fácil de seguir en las maderas que rodean el pueblo de la raíz larga y formularios lejano, fácilmente moldable con el privilegio inarcatura, para flecha el personal estaba utilizando las ramita débiles de metal que estaban extendiéndose la sábana de el roto por ahora los paraguas pero flechas con el aviso hecho de piedra no no tuvieron vistas nunca o al menos de ese tipo, rudimentario y la carne viva negro o en piedra de cuarzo, sílice de lava clara, casi transparente y sumamente frágil.

Cada cinco años Lucio estaba llegando atrás a Argentina durante un período corto de resto y la proximidad humana a amigos y familiares.

Cuando yo estuviera en banco, de experto en el cambio, yo tuve la tarea para cambiar el lire en dólares.

Lucio al sonreír afablemente, él estaba felicitando conmigo el cambio él favorable, ese redondeado por mi madre las ofertas eran convenientes de un interés congruente y considerable.

En cambio al papel moneda   Washington al darme generalmente pocas puntas de flecha edificadas en piedra le dan a mano indium de Trelew.

Estos hombres todavía gastan hoy cazando el guanaco como origen de superviviente principal.

En señal de gran honor y la memoria desesperada para el culto de el muerto, estos avisos de atavic de valor pobre en oeste son los talismanes únicos en los que sigue al difunto el viaje hacia el olvido en el valle de el muerto.

Hace diez años que hablan de la situación económico en que él estuvo distressingly vertiendo a Argentina, la decisión de gobierno no de devolver los préstamos acumuló en el arco de los años con el estructuras financieras y el crédito que tienen la cuenta sistemas de todo el mundo me dejaron asombrado a qué padre Lucio aprobó.

A que él prevenga la crisis era tan fuerte y estaba pesando tan así en la ciudadanía que la gente sudamericana no pudo soporte otros impuestos sobre ningún tipo.

Algún mes yo hube sido antes para hacerlo visite en la casa paternal, pocos siguientes días de él llegan, él no hubo perdido la costumbre hermosa a profuso una sonrisa antes responder pero hablar dolorosamente en nuestra lengua estaba esforzándose él para acordarse el v ocaboli, las palabras fueron sin embargo convenientes otra vez a la mente primero en forma dialectal eso en yo talian.

La Argentine situación económica fue todavía muy seria y Él era desaprobación del comportamiento licencioso de la esposa del Presidente a que él estaba gastando Mucho el dinero público para cambiarlo de más de traje por al día y para los partidos de palacio de continuos.

La visita devolvió un mes antes de su dipartite, de él principal y la preocupación de prioridad estuvo siempre gente de Trelew pobre en Patagonia, en donde él habría gustado terminar su existencia terrenal.

Su corazón permaneció cansado y llevado lo aquí, en el cementerio pequeño y soleado del pueblo para siempre.

En internet, al fisgonerar aquí y allí para varios lugares, yo busqué a una ponderación golpe fúnebre de una revista de información del lugar llamado "Periódico del Patagonia."

Exactamente él menciona: "Lucio murió en su pueblo donde tiene su familia un gran respeto y cura de él justo y dónde es alguno Sabatti los orígenes.

La gente lo amó, ellos tuvieron una gran opinión y a menudo la ayuda que ellos recibieron para su trabajo estaba viniendo de ese lugar.

Lucio hubo estado en la habitación de resucitación en los últimos pocos días de la vida y los médicos se hubieron rendido.

Los otros pacientes triunfan recuperarse, exceden la crisis y retornan para iniciar una vida casi normal.

La iglesia del el Domingo, lo que para los comunes funciona y De aniversario de día festivo piu 'cuál grande hoy stracolla es es,' hay la gente en todas partes los asientos y a el lado se ocupa todo, es, se cogieron algunos pupitres aún fuera de en el paseo a cobbles para permitir todo desarrollarse a la espera Conmemoración.

Decida que para ponerme algún edificio románico en el altar de derecha a forma de cruz donde con la ojeada yo puedo continuar percibiendo el ataúd, los pensamientos corren así y rápidamente yo pueden con esfuerzo de dominarlos y a Contenga la emoción que no responde s la garganta apenas.

Las voces de lecturas Y cantos litúrgicos y 'como si ellos llegan De mucho entonces cuándo para que un inmediato yo llego atrás a la realidad que yo comprendo que los chorions cubren el anota con el órgano y' como si todo quiso participar atestiguando caderas con el tono de voz de lo que allí s ono que es allí coger a ese embromador puso bastante y bastante carretera en el sus pies y mucho y muchas marcas en los corazones de cada uno de nosotros.

Mientras yo pienso durante ese día, son aquí ahora extrañamente serenos y satisfechos con poder repetirme a voz baja yo, … yo ese día allí fui.

La patada fue el más deporte experto a Grande.

Nuestros padres se hubieron parecido pocos años a la guerra para conocer El lanzamiento bonito de patada a seis jugadores.

En sentido inverso con grandes trabajos de excavación, pase estrictamente, ellos hubieron excavado algunos grandes grados para la audiencia como un teatro arcaico romano Las piedras obtienen Los utilizaron pues se soporta el gran relleno que más abajo obtiene el llano adecuado en donde a fabricación el nuevo murar anded aclamado campo de parroquia deportivo.

La hora hubo jugado como siempre contra el uno propósito humano y este estadio en país estaba resultando ahora con redes de protección destruidas frágiles, un surco profundo en la parte central de el campo estuvo dividiendo el llano devolviéndolo impracticable e inservible en los propósitos puestos en dos de ella qué muchos esfuerzos estaban viniendo lo hacen infructuoso.

Ahora C.S.I fue tocar gente joven reestablecer el trabajo de los padres, modernizando la estructura de desmenuzamiento con habitaciones cambiantes nuevas y eficaces, así como pueden permitir participar en los torneos provinciales al equipo de fútbol local nos.

Para recoger fondos uno desarrolló iniciativas, loterías y suscripciones de tipo diferente. Mi instruya, tanto otro giró la vida tenida elegida para mí, fue eso uno de secretario o cajero.

Alfredo dio mucho hacer con ese "ar" francés enfatizado por la carencia de diente estaba alto guardando la moral de la compañía alegre y penosa.

Nosotros reímos a distancia de años para sus latidos agradables, yo juego aquí sólo, yo estoy pensando ellos no hacen para que nada ría, a eye-catchers, él va atrás a la mente su latido más famoso: Expertos.

Yo apoyo el bolígrafo contra la mesa, miro la fotografía de nosotros al campo deportivo, como en un agüero en esa fotografía usted no es y piensa: "Alfredo seis fuerte, su seis fuerte."

Usted hubo golpeado muy pronóstico difícil Alguna patada mundial no sólo del campeonato de resultado Pero encima todos los finalistas se asocian. Una combinación imposible creyó de sportswriters y de televisión de opinionist lo que estaban siguiendo eso el acontecimiento fatal de España.

Usted era el primero abandonarnos, un tumor cogió para la inclinación arriba hasta principio y entonces ancla arriba hasta cielo.

Un niño que sigue una caída en la montaña en la que él hubo sido protegido la habitación de resucitación.

A un familiar de él que yo hube dicho sobre los efectos póstumos de la anestesia en el organismo humano, el coche indica caderas a años de distancia, la presencia de tal toxinas por lo tanto en la invitación de la madre de paciente yo causo con todo el equipo en su casa.

Los padres preocupados dicen que el hijo se queja mucho para dolores agudos la mano derecha.

Los ortopedista insisten en el afirme que la fractura al antebrazo es Vueltos a ensamblar completamente de modo que él debería no causar a él mismo bastante aflicción, a este punto ellos no excluyen la intervención aunque ellos son personalmente de opinión adversa.

Yo utilizo las esferas pequeñas generalmente adecuadas para las terapias en los niños, realizo el primer cuidado para Cauterice la anestesia en círculo y yo califico la terapia a los pólenes con invertido todas las olas simultáneamente.

Yo continúo con la segunda terapia para el cauterization rápido de las cicatrices y el tercero con la función única de un soporte.

El niño no se quejó que duele al brazo en examen más.

Se cogió un sesenta en país tras una enfermedad en el coche En la habitación de resucitación, él permaneció aquí para alrededor de diez en días Un par de meses de el hospital retornó más tarde a a casa.

Yo voy y lo encuentro, él a menudo tiene vértigos Y la mano derecha rígida con la imposibilidad completa de abrirse con el aire traspasado de dolor Él declara que él ha sido siempre un cajón no es ahora capaz de guardar en mano tampoco un lápiz para coger notas sencillas.

Caderas en este caso Yo conduzco mi coche a su casa.

Esto cronometra labor no poco para poder hacer que él guarde en palma de mano las esferas pequeñas que ellos sirven que dar impulso el Mano derecho parcialmente enfermiza.

Terapizzo La anestesia y Las alergias a los pólenes, graminacee y ácaros; entonces Yo hago un cuidado restaura las funciones de hígado y articulaciones, dice a h yo voy a contratar bastante agua hacer el detoxication más fácil.

Algún día siguiente reciba un billete de de él: "Un da las gracias del amigo juventino."

Ahora la luz débil de la vela es se recortada en la pared a lado del gran hogar de sombras que da un sentido de comunidad y compañía.

Por supuesto de la gente yo conocí realmente mucho.

Yo no quiero más pensar en hoy, no quiero más escuchar el vicio al estómago durante los pensamientos de mañana.

Una oración que yo leí sobre alguna parte dice lo que a cada día eso es bastante su problema.

Yo todavía tengo la sonrisa de Lucio, en los ojos, yo soplo en la vela, yo saco los último miembros del fuego, yo sobre mirada, en el habitación él es como si yo no estuviera solo, yo giro hacia la puerta principal y yo veo a un amuleto o mejor lo que yo considero tan tal, a un poco de concha de la banda de nuestro mar al que él mira al este.

Vaya a apoyar a la mente los recuerdos de cuándo de niño yo fui al mar, al que el entonces más famoso se bañe recurro, Cesenatico.

Amado para oír hablar el ruido de las olas pero eso lo que más estaba atrayendo mi atención eran las conchas que eran ellos inerte en la playa: Yo estaba andando mirándolos con interés y distancia al mismo tiempo.

Ellos eran sin vida pero para mí ellos no estuvieron dando el sentido del dipartite.

Entonces ella fue pura hoy, estaba mirando el ataúd de Lucio, pero él es como si él fue todavía allí, de al contrario qué yo pienso ese sentido las fabricaciones de compañía melancólicas piensan ahora que quizá él nunca saliera de Grande.

Este pueblo extraño y pequeño es como si él nunca abandonó a sus niños 'en la vida' en la muerte.

La gente a menudo olvide el país no

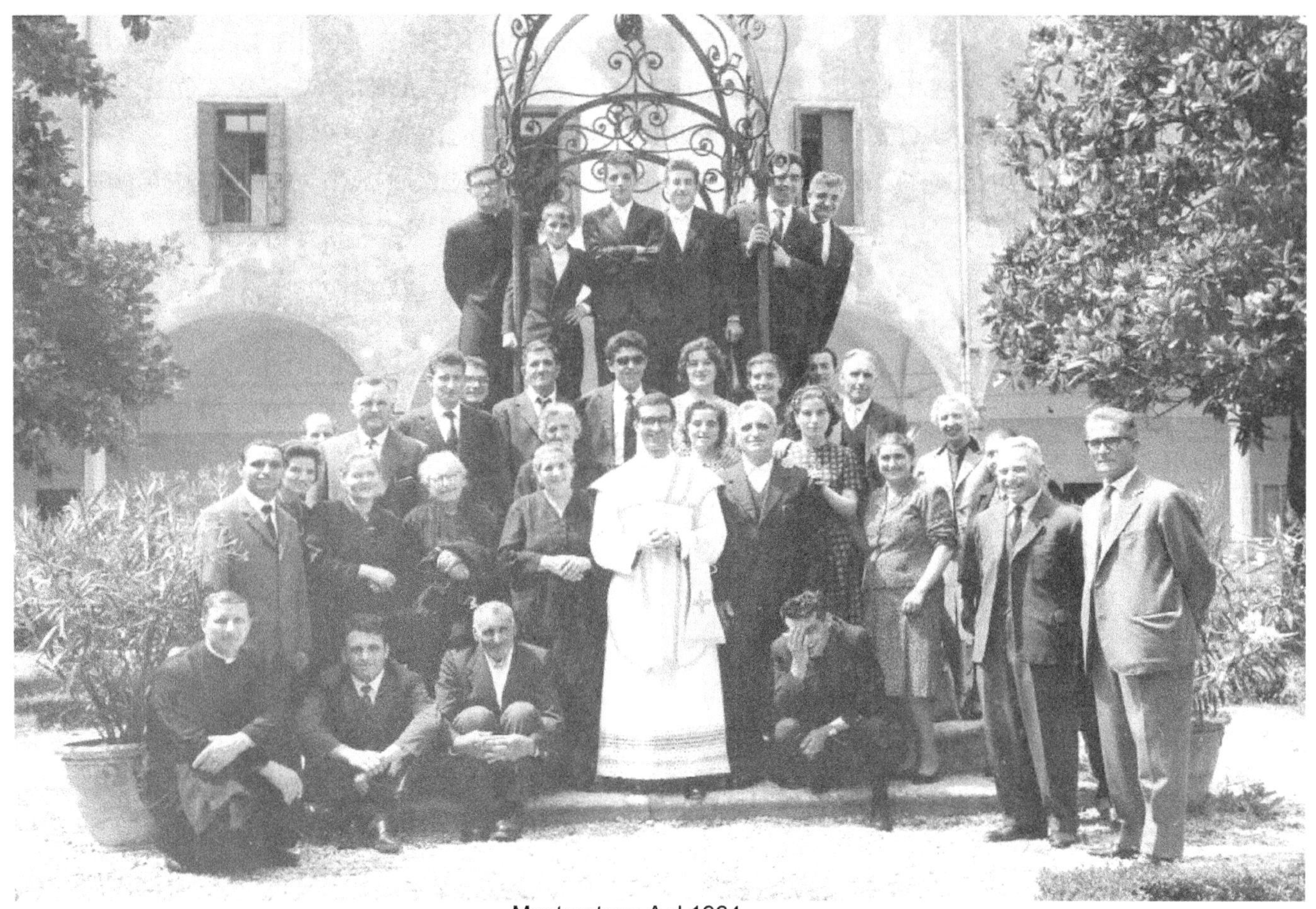

Monteortone A.d.1964

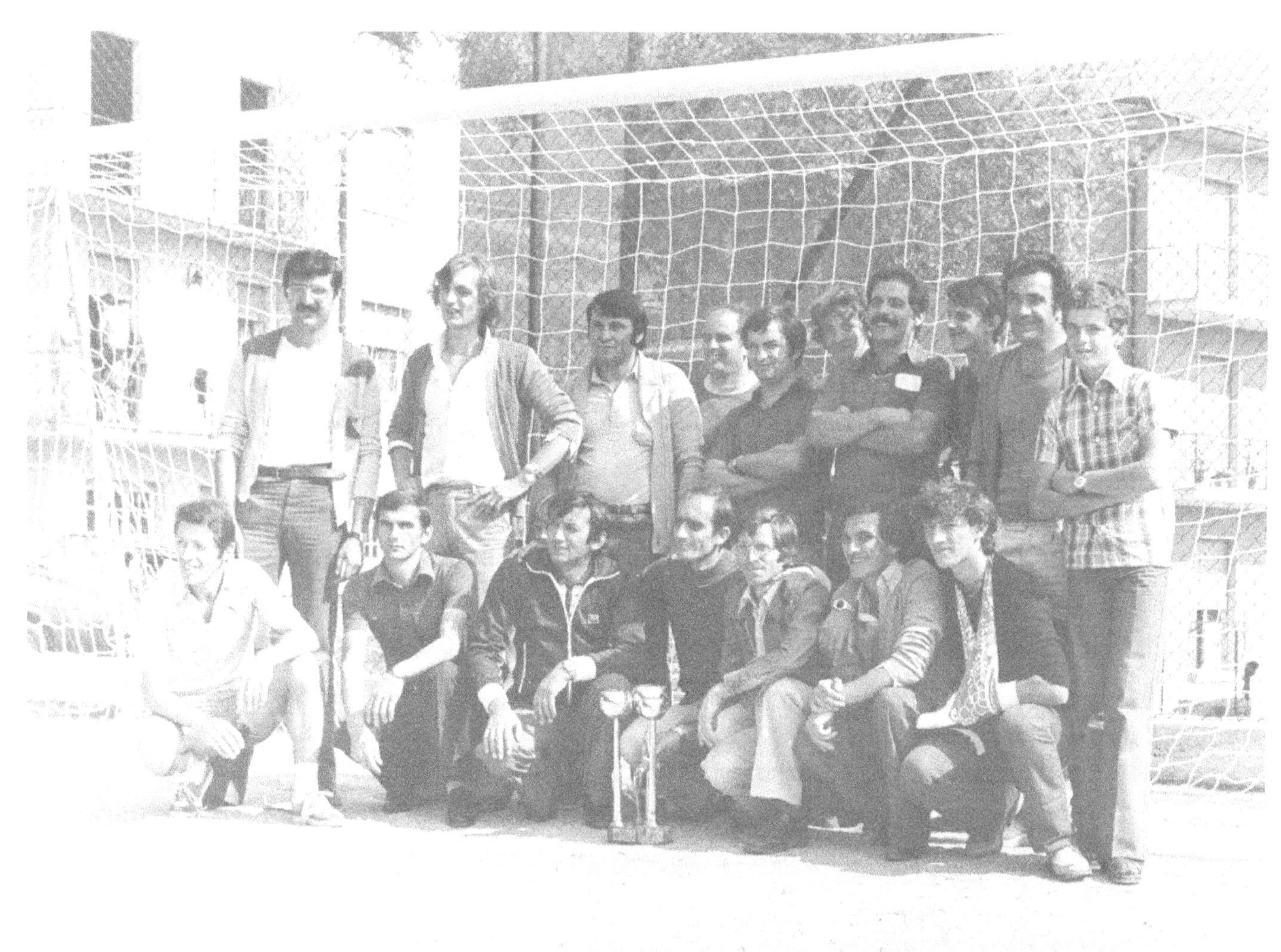

*arr*iba, a la izquierda, Edoardo Sabatti

Capítulo XVIII

El campanario del pueblo ha oído hablar el chiflado algunas campanas potentes de de él, del principio que el sonido es completamente purificado por los ruidos del quotidianità.

Para niño este sonido era el preludio de la aventura poder salir por noches de invierno en que cuándo ya él hubo hecho la oscuridad.

La oportunidad adecuada fue al ir a noche de noche o sirve la masa santa era necesario.

Entonces tras él él fue al conocer otra vez en el viejo las calles del pueblo jugar lo persiguen o suenan los timbres de las casas.

Entonces entre risas y gritos en los que uno fue otra vez corriendo para los pasillos todos y los estrechos trimestres del pueblo encontrarlo en el cuadro pequeño al centro país para decirle sobre cómo y en donde y cuando ….

Yo estoy consiguiendo hasta paso lento del principio.

El país siempre empieza más abordarlo, yo tengo la impresión para oír hablar los perfumes de la noche de almuerzos que yo tuve noticias de niño.

Los olores ciertos permanecen para que siempre.

En el escudo de armas de Grande   Se declara bajo forma de blasón que cuatro torres en piedra que defienden un águila diseñada al centro protegen: Eso representa   Las familias de cuatro progenitores de la población del pueblo.

El nativo de familias que dio origen a la población entera   De Gran juego

El   Sabatti que coge según dicho antiguo popular, la ciencia en él mismo

El Tanfoglio eso para definición primitiva   Ellos contenga el doctoral en su pecho

El Rizzini que para el país uno yo soy la rama extraña e imprevisible de la comunidad, "el matolera" es así verdaderamente lo que con un término caprichoso dialectal se vuelven con malevolencia definitivos

Y al fin el Zoli con su dominación.

Rinaldo estaba perteneciendo, a esta familia durante los años recogió muchos datos para las familias de Grande y me repartió el árbol genealógico paternal de mi familia.

 Esto estaba empezando en el 1630 y era que llega hasta 1900 de en completado lo allí yo.

Una tarea de la inteligencia segura e investigación exhaustiva histórico fueron los thingummies 'eso en nuevo y exprese mi petición entregada me pocas semanas tras también eso de la rama materna.

Yo insomuch me volví aficionado de estos trozos de investigaciones Qué puesto para reconstruir alguna casa del cura vieja entre los registros él otros árboles de afecto genealógicos a las abuelas, un Sabatti y ella otro Rizzini.

Todos los cuatro árboles encuentran confirmación en el libro de las almas de el 1680, mis antepasados puesto que más lejos en trescientos los años no se hubieran movido nunca de Grande.

La hora de sí que me tuvieron en posesión llena de mis raíces, finalmente data y nombra eso ha pertenecido desde siglos y qué hora yo pude mirada o mejor búsqueda (cuándo) escuché yo la necesidad profunda.

Yo oigo hablar el zumbido de una mosca que quizá irritado por mi presencia o quizá atraído por el olor de mi cuerpo, uno aborda amenazador.

Lleva atrás inmediatamente a las mentiras mi pasión ancestral: De niño yo estaba capturando las moscas para darles la "cocina", este es bianconero del dickybird pequeñito que durante años yo tuve en la ventana del nombre casa dialectal paternal.

Yo tengo siempre bastante cuidado de ese vivamente insectívoro, con bastante pasión llevé muchos años para domesticarlo completamente.

Yo fui al ganar solamente su confianza cuando yo estaba obteniéndolo algunas moscas como comida que los agarra con un movimiento rápido de la mano cuando yo fuera a postergar se volvieron espontáneas.

Yo todavía hago estos gestos que para mí son espontáneos ahora, agarrar las moscas al vuelo sin embargo provoca sentido de asombro en Federico que siempre me observa con gran interés.

Él también prueba una parte por momentos sin resultado y él me invita persistentemente a probar otra vez.

El buen éxito es en la captura ellos antes, mientras para miedo ellos envían despacio a el sentido se opuso el peligro.

La vida y la muerte han tenido siempre una preponderancia particular a en pensamiento de mina.

Vea ahora aparecer el cementerio pequeño donde cogí yo una parte entre los casamenteros más amó en esta vida.

Más lejos hacia familiares pocos amigos de la mente también rechazan ahora mismo llevar los recuerdos a la memoria.

Este día y 'ya sido suficientemente intenso y quizá para una forma de defensa primitiva prefiera ahora no acordarse.

Algunos niños pueden decir a menudo sin pretensiones aristotélicas sobre los grandes hechos de la materia.

Pocos años en que él hace estaban visitando a los padres con Federico, tumbas, de repente y con el aire inquieto dijeron una oración que excavó un sentido profundamente arraigado y profundo en el interior de mí del memory.Daddy tras una vida larga lo que me gustaría siendo sepolto aquí. En colocado y 'siempre el sol y entonces él' allí 'y' más cercano el cielo este.

Nunca coloque personalmente este dilema.

Incluso si a anexado profundamente a mis orígenes que yo he pensado siempre que cuando la aventura de este mundo termine, yo quiera vivir otro en otros espacios y otro por de modo que él es sepolto aquí u otro lugar no y' hojas completando una parte mi sea.

Una contradicción aparece en mi pensamiento, a Lucio le encantaron su país y su tierra de misión, lo que en Argentina sí han sido útil por justo como de viviendo se aseguró.

Nosotros del pueblo, quizá para que un dispérsese ella también formas de egoísmo no Desdeñe una parte ella téngalo sepolto en el nativo de cementerio pequeño, pero nosotros conocemos qué pozo de él el corazón también permanece en dividido entre nosotros y su indium de muerte es perfectamente consciente qué de nosotros era él nosotros compartimos ahora y' de al mismo tiempo mundos.

Yo como él sé que mis raíces son y permanecerán siempre se chocadas bien en este lugar, pero yo sé caderas no pertenecer solamente y únicamente a Grande.

Yo continúo la descendencia a pasos dulces y veo aparezca el antepatio del campo deportivo.

Yo cuando yo miro las fotografías viejas por noches de invierno, veo otra vez fino y con algún bigote epochal oscuro, soy …, soy mucho más joven, yo me acerco el fotografía y eso parecen escuchar todavía sus voces.

Yo no he olvidado nunca el tono vocal de nadie de ellos, aunque estos años pasaron deprisa y llevaron otros roadsteads para atracar en mucho Yo escucho sus susurros son todavía en el interior de yo.

Y 'extraño como la imprenta de primeros conocimientos permanece inalterable durante la hora.

Yo me aseguro al haber nunca olvidado los amigos viejos, a tampoco lo que eso se decidió parte para otros mares o mejora tampoco lo que eso dejó estos mares.

En cuadro de niño yo fui a menudo jugar o llamar a mi padre para el dinnertime por largas noches del verano en que cuándo estuvo el sol también pareciendo no querer ir y nunca duerma.

Yo me acerco y empiece a mirarme sobre, los colores, las casas, las ventanas y aún las cornisas de los espacios en blanco entre columnas son iguales todo en este lugar el la hora parece no ser nunca.

Yo veo a mi padre que me mira otra vez, él sacude su cabeza y luces que un cigarrillo no ve otra vez, yo parezco ver otra vez.

Sin embargo y 'lo mismo, aquí y' todo terriblemente el mismos.

Plante con árboles y flores, perfumes y cosas, sonidos y tinklings todo como él 'quizá tuviera como y' siempre sido solo voluntad sea para que siempre.

Pórtico de La, arremetida de di de e de incontri de di de meta interminabili chiacchierate, si aspettavano gli amici por punto decisivo cosa billete, si aspettavano yo bambini por punto decisivo un cosa giocare, si aspettava, si pórtico, si aspettava de nella de tutto de aspettava anche reprima ella el poi que no tiene nunca ocurrió.

Ellos llegaron al hecho dónde aparqué yo mi coche.
 Yo bajo el collar del abrigo, me siento y mientras yo golpeo los zapatos el une contra ellos el otro llevar el barro residuals lo anexa las plantas yo doy 'una última ojeada a la inclinación.

La ira 'como que yo tuve en y 'desapareció, ellos son extrañamente calmados, de siempre mi mente un sentido único de paz heartsore lo encuentra cuando yo vuelva en este lugar.

Mientras yo consigo hacia abajo by cubrir más abajo las curvas de la calle tortuosa, yo bajo un poco la ventana que deja que un trago agradable de ese buen aire de montaña entre.

 Eso se airea por momentos perezoso eso estuvo pinchando el rostro por las noches de invierno en que cuándo estuve yo consiguiendo hasta vaya y pío en las carreteras desiertas de los trimestres de la logia de mi casa paternal.

Este viaje o mejor este tirado hasta que ahora yo cubriera lo que dio un convencido me certeza interno yo conozco para una parte cada cosa y 'tipo ser descubierto y solido de viaje' en el mejor de los modos.

Thingummies' cómo sé yo en la naturaleza lo que todo que existe aunque al estado actual nosotros no conozcamos aún las propiedades verdaderas e intrínsecas, lleva la solución a cada enfermedad en.

Tan cómo el derecho y de él enfrente existen la luz y la oscuridad los, el odio y le encantan todo los adverso y de todo, entonces yo sé para cada enfermedad conocido o desconocido la naturaleza ya organizó un antídoto precioso de de él.

Pero nuestro conocimiento continúa para grados

Durante los siglos nosotros éramos románticos; se iluminado; colegiales; tontos pero nunca suficientemente capaz para saber diluya al final los universos que nos rodean.

Mis investigaciones en el campo biomagnetico, yo lo que cogió para concebir cada cosa, cada molécula, cada átomo que compone la materia, él irradia hacia su expreso algunas olas.

Tener el conocimiento adecuado para leer las modulaciones correctas, sería suficiente, trae a las frecuencias adecuadas hasta la fecha …, da el período de impulso adecuado y cada maldad constrictiva eso nos domina, se organizan quizá, podría derrotar

Llegado la casa lo encuentra un Nuevo paciente en estudio, y 'llegado antes de la cita.

Una gran curiosidad conocer la forma expresa que yo realizo las terapias en la gente en.

Desde muchos años él sufre debido a problemas a la piel.

Las palmas de sus manos, constante que termina en algún mes, lleno con cortes pequeños, numerosos y dolorosos.

Esto molesta, le forzó presentarlo a muchas y por momentos inútiles visitas especializadas en los hospitales diferentes y dispares de la península.

Mientras yo preparo el equipo, él comienza a decirme se hace uno arriba mente para venir por mí en consejo de un amigo querido de él.

Él habló con él mismo de esta prueba de fabricaciones de coche cercana extraña no invasive.

Haga la prueba general, de viene destacado un problema pesado ambiental inmediatamente.

Yo por lo tanto gestiono las pruebas y mi atención al conjunto eso análisis este asunto.

Yo pruebo ampolla tras ampolla, hasta que yo descubra el elemento incriminar: esaclorobenzolo.

Yo no he oído personalmente nunca esto nombra y no sabe cuál yo soy verdaderamente.

Yo me siento inmediatamente delante del supervisor del ordenador, tecleo en la palabra incomprensible y permanezco estupefacto de la velocidad asombrosa con por internet obtenga la respuesta.

Esaclorobenzolo: El elemento químico utilizado en los pesticidas y los parasiticides, provoca enfermedades industriales que golpean las manos especialmente y es la causa principal de este tipo de dermatitis de contacto.

Sorprendente tanto es la pera 'la modalidad con qué cuyo equipo de mina está uniones para identificar los allergens que estallaron la degeneración molesta cutánea.

Al considerar cientos de naturaleza de elementos, viva más lejos en A compuesto Y a solvente en varios ata producto químico que podría ser la causa real de la patología actual, identificando y' exitoso de software que completa el equipo, brevemente demora.

En el orden de algún minuto estuvo formulado la lectura exacta de la modulación de frecuencia apropiada, para realizar la terapia.

En medicina tradicional, esto habría necesitado varias visitas y horas de prueba alérgico invasive para el paciente, con el riesgo de agravar una parte. Enfermedad en las fases de búsqueda decisiva del problema.

Yo me decido así a en el paciente también haga en el paciente la prueba sencilla chinesiologico.

Con gran asombro la cuenta de una fabricación perder en grande separa alguna fuerza de los dedos.

La invitación apoyar las manos contra los brazales del sillón andino que lo coloca las dos esferas en latón en las palmas.

Con olas invertidas a la modulación descubierta, yo hago la terapia, la longitud total es de cinco minutos.

Al término rieseguo el manual prueba y no es capaz de abrir los dedos de su mano a todo.

Aconseje más tarde contratar bastante agua hacer el drenando de las toxinas residuales en el organismo, el permiso con la petición expresa de tener una comida atrás en el resultado de la terapia y la evolución tan pronto como sea posible más fácilmente al paciente Algún symptomatology.

Un antiguos dijo sobre nativos de america mention:Does varios ruido una sábana que cae eso un bosque que él crece.

Thingummies' de este paciente nuevo e insólito de mina cómo del resto de muchos de qué que obtuvieron beneficios de las terapias fuera de lo que yo llevo no tuvo yo descubra una parte.

La situación a todo se opuso cuando yo conozca Accidentally perdido.

For istance: El alcalde del consejo donde me confirma vivir de cuándo suprimió él sus allergens ha estado siempre en salud, el más de deportista probado por llamadas yo con el dedo la cabeza dónde persisten ellos esencial el pelo continuó suprimiendo leche y entonces en el banco un cliente presenta al funcionario como su consultar a personal médico permitiera solver solo de su inestetismi cutáneo.

Yo para tragar la tensión, desde niño, estaba iluminándome y estaba apagando la mesa de cabecera vieja que repara la pared de la lámpara de habitación.

Este gesto sencillo era como si él conectó y desconectó la mente a orden y los pensamientos estaban purificando algunos dolores agudos que a menudo estaban contratando dimensiones enormes en mi mente de niño de whirling.

Yo giro, miro el relicario dónde y' expuesto una colección ancha de Metales y cuarzos, lugares con cuidado en los planes en vaso, para permitir encenderlos arriba, a las lámparas con la intensidad adecuada.

Cada única piedra tiene una historia particular de él, ella fue allí secreta en los determinados momentos de mi vida, con interés muy personal.

Yo me acerco, comienzo a aplastar inconsciente y frenéticamente el interruptor.

Yo paro, los labios se extendieron en una sonrisa contenta, esto gira, yo no tengo paredes blancas y las retenciones para llenarse, pueden ya observar qué eso yo volví a poner y eso mi carretera me llevó a tienda como apuro fugaz pero intenso de la vida experta.

Los metales cambian en color que refleja la luz que los golpea mientras los cuarzos permitieron cruz completamente del destello, continuación Paso de sombra en sombra, del azul a el amarillo y A las sombras roído.

Y 'como si esta explosión de color devolviera él calma la mente.

Yo soy probado para cambiar la posición de las rocas.

Con las refracciones adecuadas, yo me aseguro yo triunfaría Para obtener una sinfonía armoniosa de colores pero yo devuelva ahora recuento perfectamente eso este   Necesidades de operación caprichosas tiempo adicional.

Los Thingummies 'piensan: Lo yo haré uno de estos días claramente, Lo al contrario quizá yo tengo hecho mañana el sí de … lo hace mañana.

Y entonces otro día otra vez y otro período ancla.

Además de búsqueda, nosotros deberíamos aprender a adquirir el conocimiento y las experiencias de todo.

Yo ahora lo sé … usted pruebe.

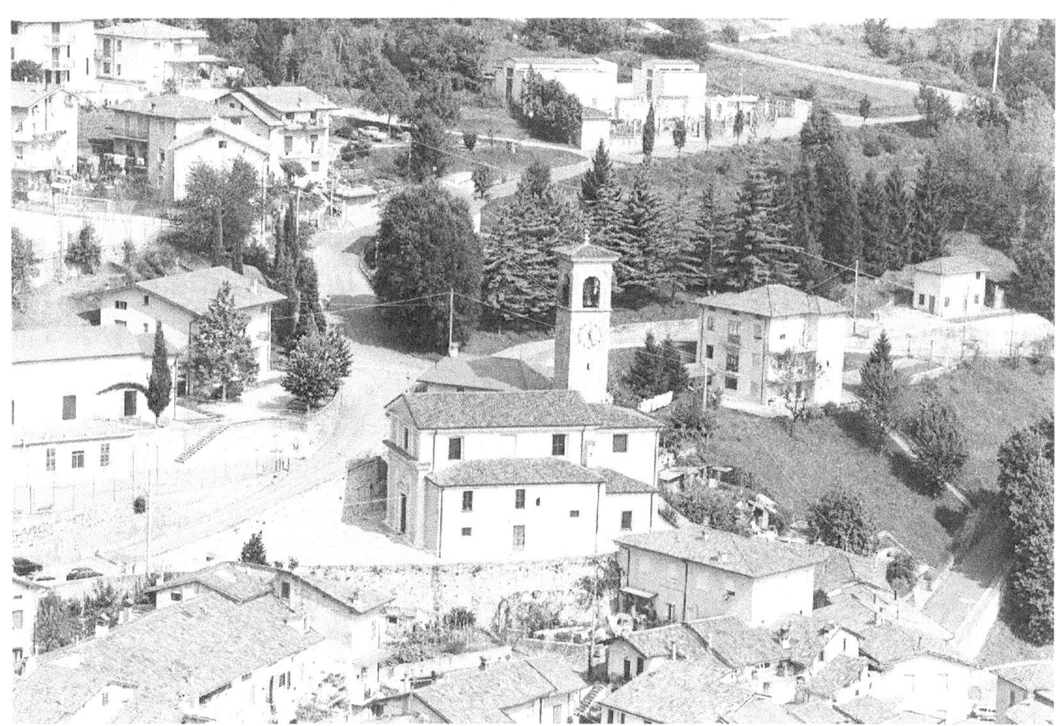

Iglesia de Magno

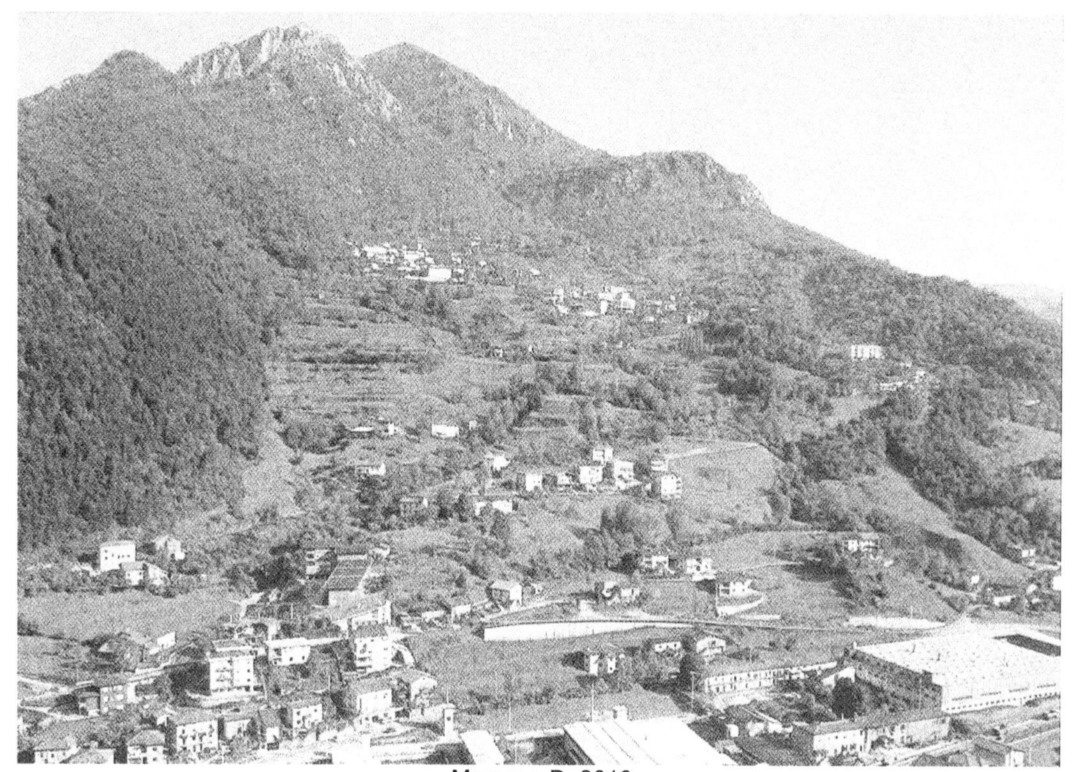

Magno a.D. 2010

ANTENATI PAPA'

SABATTI	SABATTI
maria	1596 PIETRO
1630 CRISTINO	1628 GIO MARIA
maria	maria
1660 COMINO	1660 CRISTINO
catta	angela
1703 GIOBATTA	1710 GIO PIETRO
pasqua	margherita
1741 GIUSEPPE	1751 BORTOLOMEO
vittoria	maria
1780 GIAN BATTA MARTINO	1790 LUIGI
domenica lechi	maddalena sabatti
1815 CARLO	1815 BORTOLO
domenica sabatti	pellegrini francesca
1859 GIOVANNI BATTISTA	1845 MARTINO LUIGI
imelda sabatti	zoli cecilia
1884 CARLO PIETRO 1944	1884 FRANCESCA SABATTI 1916

1913 LUIGI MARTINO SABATTI 1968

caterina tanfoglio

1951 EDOARDO SABATTI

mirella lucchini

1990 LUCA SABATTI   1993 FEDERICO SABATTI

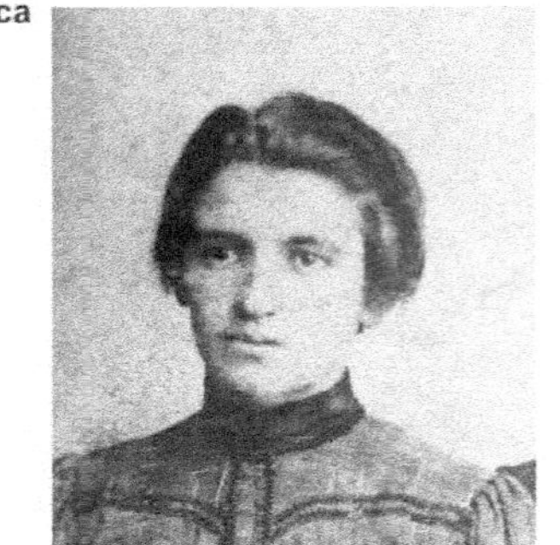

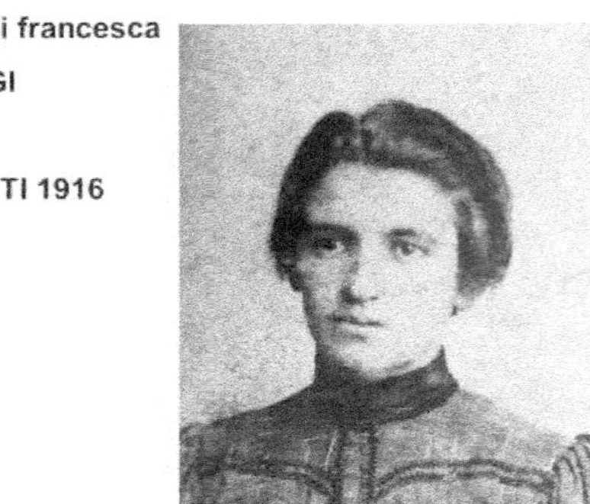

ANTENATI MAMMA

TANFOGLIO	RIZZINI
1540 ANTONIO TANFOLLIO	

TANFOGLIO	RIZZINI
1570 YOVITA TANFOLLIO	1613 LORENZO RIZINO
maddalena carli	
1598 ANTONIO TANFOGLIO	1643 GIO MARCO RIZINO
margarita	afra
1643 GIOVITA	1673 STEFANO RIZINO
catta	margarita
1683 ANTONIO	1715 GIAN MARCO
maria	lucrezia
1730 MARTINO MAFFEO	1752 GIAN MARIA
maddalena	maria maddalena
1763 GIUSEPPE GIOVITA	1775 GIUSEPPE MARTINO
catarina sabatti	catterina contessi
1813 GIANNI MARTINO	1808 LORENZO
aurelia pellegrini	giulia giovannelli
1838 GIUSEPPE	1860 FRANCESCO
caterina sabatti	marta bertuzzi
1887 ABELE GIUSEPPE	1898 ROSA RIZZINI

CATERINA TANFOGLIO	Palmira Tanfoglio	Marta Tanfoglio	Franco Tanfoglio	Assunta Tanfoglio

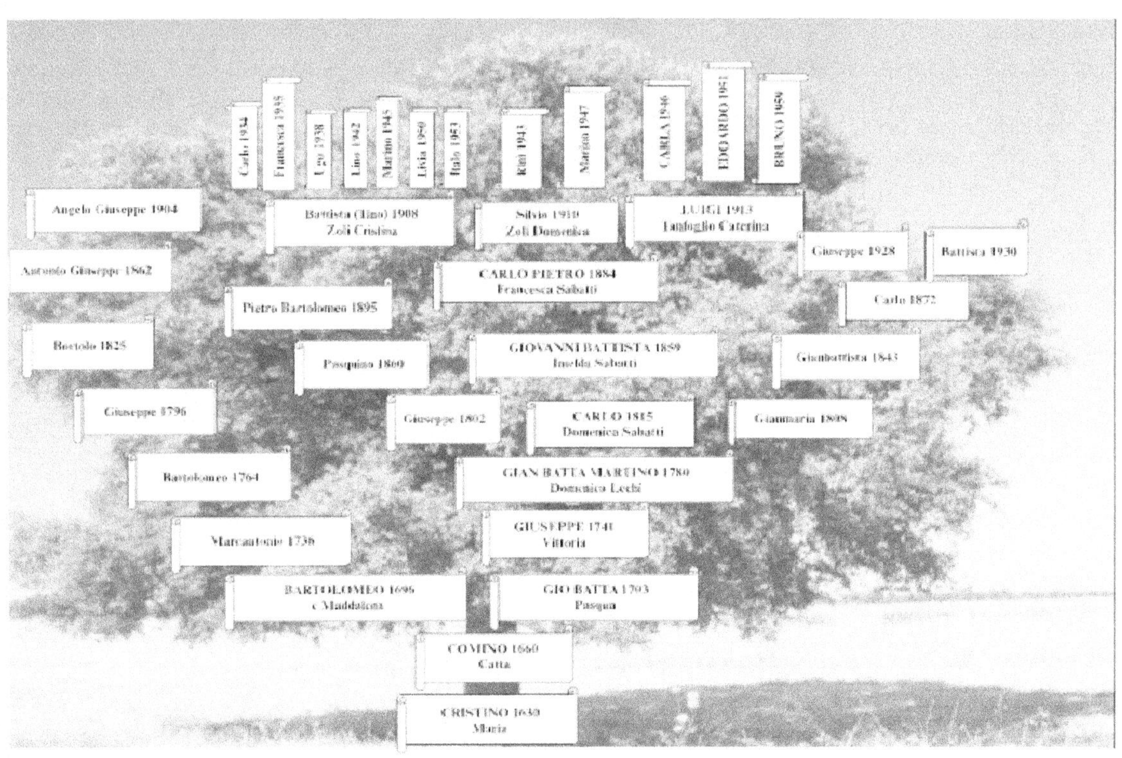

Carlo 1934
Francesca 1945
Ugo 1938
Lino 1942
Marino 1945
Livia 1950
Italo 1953
Rino 1941
Marisa 1947
CARLA 1946
EDGARDO 1951
BRUNO 1950
Angelo Giuseppe 1904
Battista (Tino) 1908
Zoli Cristina
Silvio 1910
Zoli Domenica
LUIGI 1913
Lanfoglio Caterina
Giuseppe 1928
Battista 1930
Antonio Giuseppe 1862
CARLO PIETRO 1884
Francesca Salsatti
Carlo 1872
Pietro Bartolomeo 1895
Bortolo 1825
Pasquino 1869
GIOVANNI BATTISTA 1859
Imelda Salsatti
Giambattista 1843
Giuseppe 1796
Giuseppe 1802
CARLO 1815
Domenica Salsatti
Giammaria 1808
Bartolomeo 1764
GIAN BATTA MARTINO 1780
Domenico Lechi
Marcantonio 1730
GIUSEPPE 1741
Vittoria
BARTOLOMEO 1695
e Maddalena
GIO BATTA 1703
Pasqua
COMINO 1660
Catta
CRISTINO 1630
Maria

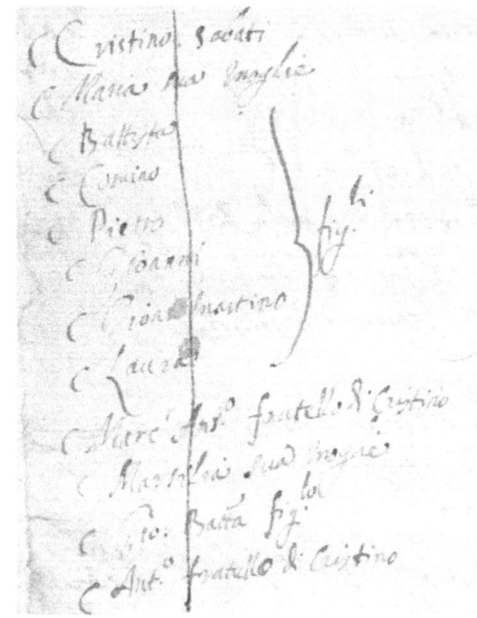

Sabatti Comino

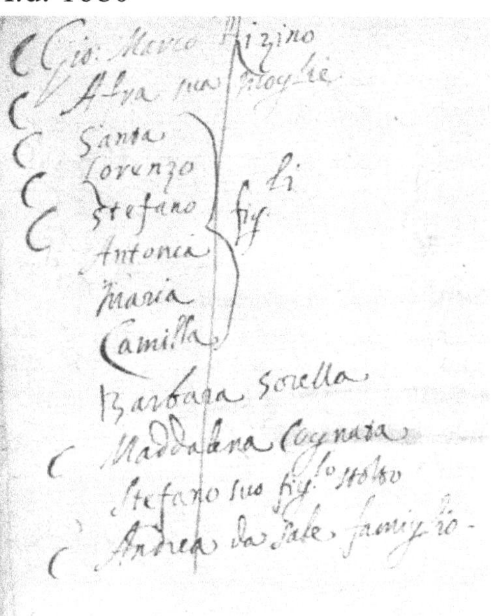

Rizino Gio Marco

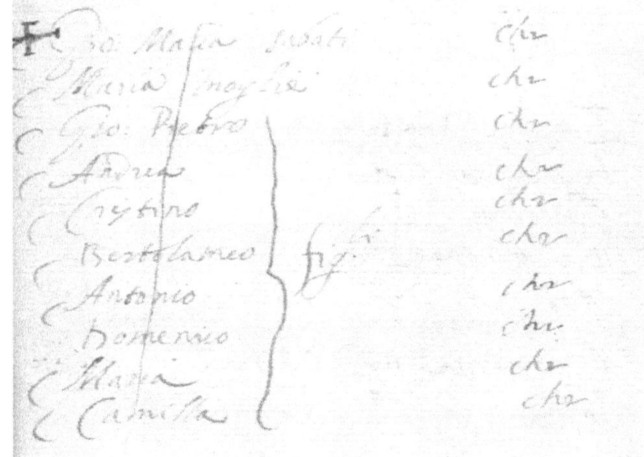

Sabatti Gio Maria e Cristino

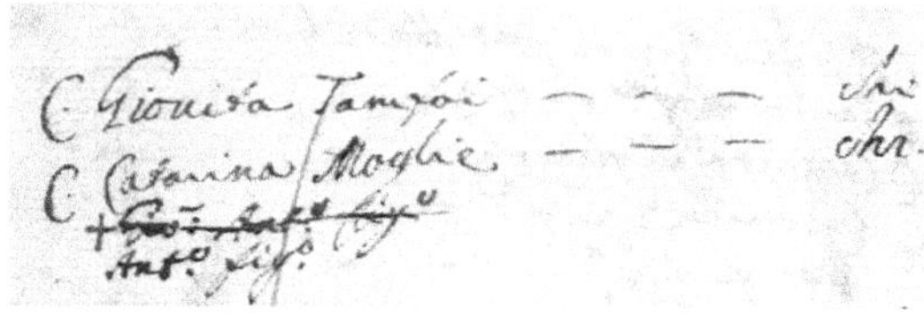

Tanfoglio Giovita

INDICE

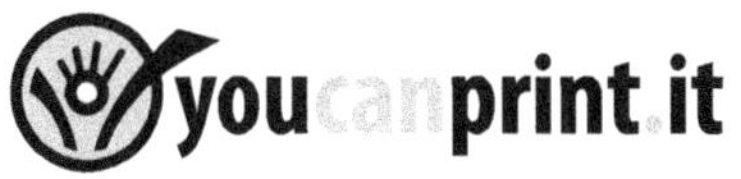

Finito di stampare nel mese di Dicembre 2017
per conto di Youcanprint *Self-Publishing*